Hans Bankl

Allgemeine Pathologie

Hans Bankl

Allgemeine Pathologie

Lehrbuch für die Gesundheits- und Krankenpflege

facultas

Anschrift des Verfassers:
Univ.-Prof. Dr. Hans Bankl
Vorstand des Institutes für Klinische Pathologie im Zentralklinikum St. Pölten
Propst Führer-Straße 4, A-3100 St. Pölten

Bibliografische Information Der Deutschen Bibliothek

Die Deutsche Bibliothek verzeichnet diese Publikation in der Deutschen Nationalbibliografie; detaillierte bibliografische Daten sind im Internet über http://dnb.ddb.de abrufbar.

Facultas Universitätsverlag, Berggasse 5, A-1090 Wien

Umschlaggestaltung: A + H Haller
Umschlagfoto: Mauritius
Abbildungen: Peter Michael Cech Grafik Design
Lektorat: Barbara Köszegi
Innengestaltung: Grieder Graphik, 2083 Pleissing
Druck: Facultas AG, Wien
Printed in Austria
ISBN 3-85076-562-8

Vorwort

Der Wechsel von Gesundheit und Krankheit gehört zum menschlichen Leben. Jeder wünscht sich natürlich, möglichst lange gesund und möglichst selten krank zu sein. Das kann durch eine vernünftige, maßvolle Lebensführung gefördert werden, man sollte also die Gesundheit pflegen und bewahren. Kenntnisse über die Gesunderhaltung von Körper und Geist sind dazu notwendig. Aber jeder Mensch wird einmal krank. Diese Krankheit muss erkannt und behandelt werden, das ist **Aufgabe des Arztes**. Der Leidende soll aber auch gepflegt werden, das ist **Aufgabe der Krankenpflege**.

Für eine sinnvolle Gesundheits- und Krankenpflege muss man das Wesen der Krankheiten, ihre Ursachen und ihren Verlauf, die Entstehung und Verhütung sowie drohende Komplikationen kennen. Dieses Wissen vermittelt die Pathologie.

Das Wichtigste zuerst

Wir müssen uns von dem Gedanken lösen, dass es eben Krankheiten gibt, diese den Menschen befallen und wir jede Krankheit bekämpfen müssen. Das ist zwar richtig, trifft aber die eigentliche Aufgabe der Pflege nicht. **Leitlinie der Pflege** soll vielmehr sein, dass es Menschen gibt, die krank sind und unserer Hilfe und Pflege bedürfen. Die Krankenpflege ist nicht der Krankheit zugewandt, sondern dem erkrankten Menschen.

Der aktuelle Lehrplan für das Unterrichtsfach „Allgemeine und spezielle Pathologie“ hat die Möglichkeit geschaffen, die Pathologie eng in die klinische Medizin sowie die Krankenpflege einzubeziehen. Die „Allgemeine Pathologie“ wird als Grundlagenfach gesondert unterrichtet, die Themen der speziellen Pathologie sind in die entsprechenden klinischen Fächer eingearbeitet.

Das vorliegende Lehrbuch teilt sich in zwei Abschnitte:

Der **erste Abschnitt** umfasst die Thematik „Krankheit und Tod aus der Sicht der Pathologie“, gegliedert in fünf Hauptkapitel.

1. Die Stellung der Pathologie in der Medizin
2. Labordiagnostik: Was macht der Pathologe?
3. Rechtliche Aspekte bei Leichenöffnungen
4. Allgemeine Ursachen und Ausgänge von Krankheiten
5. Der Tod des menschlichen Organismus

Der zweite Abschnitt beinhaltet die „Allgemeine Pathologie als Grundlage einer allgemeinen Krankheitslehre". Hauptthemen dabei sind

- Entzündungen,
- Geschwülste,
- Immunologie,
- Genetik,
- Wundheilung und
- Infektionspathologie.

Außerdem werden alle grundlegenden pathomorphologischen Reaktionsformen in Zellen, Organen und Geweben dargestellt.

Hinweise zum Gebrauch dieses Buches

neue Begriffe

Neue Begriffe werden in der Randspalte erklärt, hier finden sich auch kurze **biografische Angaben** zu wichtigen Persönlichkeiten der Medizin.

Pflegehinweise

Die **Pflegehinweise**, die eine Brücke zur praktischen Tätigkeit bilden, sind grau unterlegt.

Merksätze bzw. Kernstoff sind blau unterlegt und mit einem Kreissymbol gekennzeichnet.

Beispiele:

__sind ein wenig kleiner gesetzt und am rechten Rand mit einem blauen Balken gekennzeichnet.

Wissenstest

Fragen zur Wissensüberprüfung und zur Prüfungsvorbereitung (Wissenstests) befinden sich am Ende eines jeden Kapitels.

Wichtige **Fachbegriffe der Medizin**, bei ihrem ersten Vorkommen im Text fett und blau gedruckt, sind in einem gesonderten Verzeichnis am Ende des Buches erklärt.

Verweise auf Bilder oder Texte sind mit einem blauen Pfeil → gekennzeichnet.

Möge dieses Lehrbuch dazu beitragen, den Lesern das vordringlichste Anliegen der Medizin und Krankenpflege nahe zu bringen.

Im Mittelpunkt der Behandlung von Krankheiten und der Pflege von Erkrankten steht immer der Mensch.

Inhalt

Teil I – Krankheit und Tod aus der Sicht der Pathologie 11

1 Die Stellung der Pathologie in der Medizin 13

1.1 Woraus besteht die Gesamtheit der Medizin? 13

1.2 Die Gliederung des Faches Pathologie 13

2 Was macht der Pathologe? 16

2.1 Histologische Diagnostik 17

2.1.1 Schnellschnittuntersuchung 17
2.1.2 Paraffinschnittuntersuchung 18
2.1.3 Spezialmethoden 19

2.2 Zytologische Diagnostik 20

2.2.1 Exfoliativzytologie 20
2.2.2 Punktionszytologie 21
2.2.3 Die Vorteile der Methode 21
2.2.4 Klassifikation zytologischer Befunde 21

2.3 Bakteriologische und serologische Diagnostik 22

2.4 Postmortale Diagnostik 23

2.4.1 Welchen Zweck hat die diagnostische Leichenöffnung? 23
2.4.2 Wer hat Nutzen und Interesse an einer Obduktion?.. 24

3 Rechtliche Probleme bei Leichenöffnungen 28

3.1 Totenbeschau 28

3.2 Leichenöffnung 29

3.3 Störung der Totenruhe 31

3.4 Praktische Konsequenzen aus der Gesetzeslage 31

3.5 Meldepflicht bei der Gerichtsbehörde oder Polizei 31

3.6 Die rechtliche Qualität des Leichnams 32

3.6.1 Was ist der Leichnam im Rechtssinn? 33
3.6.2 Wer besitzt ein Verfügungsrecht über den menschlichen Leichnam? 33

3.7 Organentnahme zum Zwecke der Transplantation 34

3.8 Wem gehören Implantate im menschlichen Körper? 35

3.9 Die Schweigepflicht nach dem Tod des Patienten 35

4 Allgemeine Ursachen und Ausgänge von Krankheiten 37

4.1 Gesundheit und Krankheit 37

4.2 Pathogenese und Ätiologie 37

4.3 Krankheitsursachen 37

4.4 Disposition 38

4.5 Krankheitsverlauf 39

5 Der Tod des menschlichen Organismus 41

5.1 Gehirntod 41

5.1.1 Nah-Tod-Erlebnisse ... 42
5.2 Sterben als Prozess ... 46
5.2.1 Ursachen des Todes ... 46
5.2.2 Grundleiden und Todesursache ... 47
5.2.3 Sterbenstypen ... 48
5.2.4 Körperliche Symptome als Zeichen des nahenden Todes ... 50
5.2.5 Feststellung des Individualtodes ... 51
5.2.6 Sichere Todeszeichen ... 51
5.2.7 So genannte „Leichengifte“ ... 53
5.3 Der so genannte Scheintod ... 54
5.4 DNR-Verfügung des Patienten ... 55

Teil II – Allgemeine Pathologie als Grundlage einer allgemeinen Krankheitslehre ... 57

6 Die historische Entwicklung der Pathologie ... 59
6.1 Die Geschichte der Pathologie als Krankheitslehre ... 59
6.1.1 Magisch-religiöse Frühmedizin ... 59
6.1.2 Die Medizin in den antiken Hochkulturen ... 59
6.1.3 Die griechische Zeit ... 60
6.1.4 Die römische Zeit ... 61
6.1.5 Das „finstere“ Mittelalter ... 62
6.1.6 Die Medizin wird eine Wissenschaft ... 62
6.1.7 Die Begründung der Pathologischen Anatomie durch MORGAGNI ... 63
6.2 Die Entwicklung der Pathologie in der Gegenwart ... 64
6.2.1 Pathologie und Diagnose-Erstellung ... 64

7 Pathologie der Grundstrukturen ... 66
7.1 Pathologie der Parenchymzellen ... 67
7.1.1 Zellstoffwechselstörungen ... 67
7.1.2 Zelltod, Nekrose ... 69
7.2 Pathologie der Grundsubstanz ... 71

8 Störungen des Zellwachstums und der Zellvermehrung ... 73
8.1 Störung mit Verminderung des Zellwachstums ... 73
8.1.1 Was ist eine Atrophie? ... 73
8.1.2 Pathologische Atrophie ... 74
8.2 Störungen mit Vermehrung des Zellwachstums ... 76
8.3 Qualitative Störungen des Zellwachstums ... 77

9 Allgemeine Pathologie der Geschwülste ... 79
9.1 Geschwulst = Tumor = Neoplasma ... 79
9.2 Einteilung der Neoplasmen ... 80
9.3 Klassifikation der Tumoren ... 81
9.4 Pathologie der Neoplasmen ... 84
9.4.1 Beurteilung der Malignität ... 85
9.4.2 Tumorstadien ... 85

9.4.3 Bildung von Metastasen ... 86

9.5 Folgen maligner Neoplasmen für den Patienten ... 87

9.5.1 Allgemeine Folgeerscheinungen maligner Tumoren .. 87

9.5.2 Lokale Auswirkungen eines malignen Tumors ... 88

9.5.3 Todesursachen bei malignen Tumoren ... 88

9.6 Inzidenz neoplastischer Erkrankungen ... 89

9.6.1 Wie häufig sind die einzelnen malignen Tumoren? 90

9.6.2 Wie „lebensgefährlich" sind die einzelnen malignen Tumore? ... 91

9.6.3 Welcher Trend lässt sich in den letzten drei Jahrzehnten erkennen? ... 92

9.6.4 Wahrscheinlichkeitsfaktor für die Entstehung maligner Neoplasmen ... 94

9.6.5 Der Faktor Alter ... 94

9.6.6 Der Faktor Geschlecht ... 94

9.6.7 Die Faktoren Lebensweise und Umwelt ... 95

9.6.8 Tumor-Risiko, Risikogruppen ... 95

9.7 Pathobiologie der malignen Tumoren ... 96

9.7.1 Formale Onkogenese ... 99

9.8 Ätiologie maligner Neoplasmen ... 99

9.8.1 Angeborene, genetisch bedingte Veranlagungen für Tumorkrankheiten ... 100

9.8.2 Chemische onkogene Faktoren ... 101

9.8.3 Physikalische onkogene Faktoren ... 102

9.8.4 Viren als onkogene Faktoren ... 103

10 Die entzündlichen Gewebereaktionen ... 106

10.1 Die Entzündungsreize bzw. auslösenden Faktoren ... 106

10.2 Allgemeines Erscheinungsbild der Entzündung ... 107

10.2.1 Allgemeine Reaktionen ... 107

10.2.2 Lokale Phänomene ... 107

10.2.3 Steuerung des Entzündungsvorganges ... 109

10.3 Einteilungsprinzipien der Entzündung ... 110

10.3.1 Einteilung nach Dauer und Verlauf ... 110

10.3.2 Einteilung nach der Art des vorherrschenden Entzündungsgeschehens ... 111

10.3.3 Exsudative Entzündungsformen ... 111

10.3.4 Alterative, nekrotisierende Entzündungsformen . 114

10.3.5 Proliferative Entzündungsformen ... 115

11 Gewebeersatz und Wundheilung ... 117

11.1 Gewebeersatz ... 117

11.2 Wundheilung ... 118

11.3 Heilung von Knochenbrüchen ... 120

11.4 Das Prinzip der Nervenheilung ... 120

11.5 Lokale Störungen und Komplikationen der Wundheilung .. 120

11.6 Allgemeine Faktoren, die sich auf die Wundheilung störend auswirken ... 123

11.7 Beurteilung einer Wunde 125
11.8 Fibrose 125
11.9 Verkalkung 127

12 Störungen des Kreislaufes 130
12.1 Ödem 130
12.2 Störungen des Flüssigkeitshaushaltes 132
12.3 Thrombose 133
12.4 Embolie 134
12.4.1 Die Arten von Embolien 134
12.4.2 Einteilung der Embolien 135
12.5 Schock 137
12.6 Lokale Durchblutungsstörungen 138
12.6.1 Arterielle Durchblutungsstörungen 139
12.6.2 Venöse Durchblutungsstörungen 140
12.6.3 Hypostase 141
12.7 Hämorrhagie = Blutung 141
12.7.1 Morphologie der Blutungen 141
12.7.2 Sitz und Ursachen typischer Blutungen 142
12.8 Hämorrhagische Diathesen 143
12.8.1 Koagulopathien 143
12.8.2 Thrombozytopathien 144
12.8.3 Vasopathien 145

13 Grundzüge der Immunologie und Pathologie der Immunreaktionen 147
13.1 Transplantat-Abstoßung 150
13.1.1 Arten der Abstoßungsreaktion 150
13.2 Defektimmunopathien 151
13.2.1 Die erworbene Immunschwächekrankheit = AIDS 152
13.3 Autoimmun-Erkrankungen 154
13.3.1 Beispiele für Autoimmun-Erkrankungen 154

14 Chromosomale Defekte und genetische Erkrankungen 157
14.1 Definitionen 157
14.2 Ursachen von Mutationen = Änderungen des Chromosomenaufbaues 158
14.3 Wichtige genetische Krankheits-Syndrome 158

15 Allgemeine Pathologie der Infektionskrankheiten 162
15.1 Einteilung der Mikroben 162
15.2 Infektion und Infektionskrankheiten 163
15.3 Grundtypen von Infektionskrankheiten 164

Verzeichnis wichtiger Fachbegriffe 167
Register 175
Farbtafeln 185

TEIL I –

Krankheit und Tod aus der Sicht der Pathologie

1 Die Stellung der Pathologie in der Medizin

1.1 Woraus besteht die Gesamtheit der Medizin?

- **Physiologie** und **Normale Anatomie**:
  die Lehre vom gesunden Menschen.
  Das sind die Grundlagen der Medizin.
- **Symptomatologie** und **Pathologie**:
  die Lehre vom kranken Menschen.
  Das ist die Diagnostik.
- **Therapie**:
  die Lehre von den Behandlungsmöglichkeiten.
  Das ist die Chance für den Erfolg.
- **Pflege**:
  die Lehre von der Betreuung und Hilfestellung.
  Das ist der unterstützende Weg zur Heilung.

Das Wesen des „Heilens“ in der Medizin hat mehrere Aspekte:

Die **Heilkunde** ist die Kenntnis von den Krankheiten und deren Behandlungsmöglichkeiten.

Die **Heilkunst** entspricht dem „Können“, der Fähigkeit, sein Wissen praktisch einzusetzen. Kunst kommt von können.

Die **Heilkraft** ist die Wirksamkeit von Wort, Tat und Medikament.

Heilkunst und Heilkraft beinhalten die Zuwendung zum kranken Menschen. Ohne Pflege gibt es keine Heilkunst, keine Heilkraft, keinen Heilerfolg.

Logos (griech.) = Wort, Lehre, Wissenschaft. Mit der Endung „logie“ bezeichnet man die „Lehre von ...“

Pathologie = Lehre von den Krankheiten; pathos (griech.) = Leiden, Krankheit.

Physiologie = Lehre von den normalen Lebensvorgängen.

Symptomatologie = Lehre von den Krankheitssymptomen.

1.2 Die Gliederung des Faches Pathologie

***Pathologie* heißt Krankheitslehre und Krankheitsforschung.**

Die Pathologie umfasst unser jeweils aktuelles Wissen über Ursachen, Entstehung und Verlauf der Krankheiten und insbesondere die Kenntnis der Veränderungen, die im lebenden Organismus während einer Krankheit ablaufen.

Im täglichen Sprachgebrauch werden **Pathologie** und **Pathologische Anatomie** vielfach synonym verwendet. Das ist üblich, aber falsch.

Anatomie (griech.) = Kunst des Zergliederns, des Aufschneidens. Die Anatomie ist die Grundlage der Medizin, denn man muss die gesunden und kranken Organe sehen und erkennen können.

Morphologie (griech.) = Lehre von der Form und Gestalt.

Der übergeordnete Begriff ist **Pathologie**, die untergeordneten Begriffe sind

- **Morphologische Pathologie = Pathologische Anatomie** sowie
- **Funktionelle Pathologie**

Morphologische Pathologie = Pathologische Anatomie

Lehre von den krankhaften Veränderungen in Form und Gestalt (diese Veränderungen kann man sehen).
Ein krankes Organ, ein kranker Mensch sehen anders aus als im gesunden Zustand.

Funktionelle Pathologie = Pathophysiologie

Lehre von den krankhaften funktionellen Veränderungen (man kann sie messen und im Laboratorium analysieren).
Ein krankes Organ funktioniert anders als im gesunden Zustand, ein kranker Mensch „funktioniert" schlecht.

Zwischen theoretischer und praktischer Medizin besteht kein Gegensatz und keine Rivalität. Die Pathologische Anatomie dient mit ihren diagnostischen Aussagen der klinischen Medizin.

Die **Pathologische Anatomie** wird aufgrund der Ausrichtung ihrer Dienstleistungen auf die klinisch-praktische Medizin in Österreich **Klinische Pathologie** genannt.

Im angloamerikanischen Sprachgebiet bedeutet „Clinical Pathology" **Labormedizin** (Analytische Chemie, diagnostische Hämatologie u. dgl.).

Die **Pathologische Anatomie = Klinische Pathologie** wird weiter unterteilt in:

- **Spezielle Pathologische Anatomie**: Das ist die systematische Erläuterung krankhafter Veränderungen der einzelnen Organsysteme, sie wird deshalb auch Organpathologie genannt.
- **Allgemeine Pathologie**: Sie fasst allgemein gültige Erscheinungen, Grundlagen und Gesetze zusammen, die den Ablauf einer Krankheit bestimmen.

Die „Allgemeine Pathologie" leitet Gesetzmäßigkeiten und Grundprinzipien der Krankheitslehre aus der Summe der Beobachtungen und Erfahrungen der „Speziellen Pathologischen Anatomie" ab. Um zuerst die Grundlagen zu vermitteln, wird die „Allgemeine Pathologie" an den Beginn des Unterrichtes gestellt.

Die Pathologische Anatomie leidet unter ihrem Namen. Die Ableitung stammt von *anatemnein* (griech.), dies bedeutet *aufschneiden, zergliedern*. Man wird dabei an die ursprüngliche Haupttätigkeit, die Durchführung von Leichenöffnungen, erinnert und dies stört manche Leute sehr. Daher sagt man zwar *„Pathologische Anatomie“* , hat aber das Fach *„Klinische Pathologie“* getauft.

Wissenstest

1. ***Was beinhaltet das Fach Pathologie? (1.2)***
2. ***Worin besteht der Unterschied zwischen morphologischer und funktioneller Pathologie? (1.2)***
3. ***Was meint man mit der Bezeichnung „Klinische Pathologie“? (1.2)***

2 Was macht der Pathologe?

Obduktion, Histologie „Schnellschnitt"
Zytologie

Überblick über die Tätigkeit und Methodik des Pathologen

Intravitale Diagnostik von Krankheiten

- **Histologische Diagnostik**
- **Zytologische Diagnostik**
- **Mikrobiologische und serologische Diagnostik**
- **Spezialmethoden**

Postmortale Diagnostik

- **Durchführung von Obduktionen = Sektionen = Autopsien**

intravital (lat.) = während des Lebens.

postmortal (lat.) = nach dem Tode.

Autopsie (griech.) bedeutet „selbst nachschauen".

Sectio (lat.) bedeutet „das Zerschneiden".

Obduktion kommt vom lateinischen „obducere" = vorführen. Die Bedeutung in diesem Zusammenhang ist unklar. Alle drei Begriffe werden synonym verwendet.

Etwa 80 Prozent der Tätigkeit eines Pathologen bestehen aus Laboruntersuchungen für Patienten, das ist die intravitale Diagnostik. Nur 20 Prozent sind der postmortalen Diagnostik gewidmet.

Häufig wird sowohl die Diagnose der Erkrankung wie auch die Therapie und Überwachung des weiteren Verlaufes vom Untersuchungsergebnis der Pathologie abhängig sein. Deshalb hat die Pathologische Anatomie eine zentrale Stellung in der diagnostischen und therapeutischen Medizin erhalten.

Der Pathologe entscheidet häufig über das weitere medizinische Vorgehen: Ist eine Operation notwendig bzw. sinnvoll? Weist das untersuchte Gewebe gutartige oder bösartige Neubildungen (Neoplasmen) auf?

Mit ihren Befunden greift die Pathologie maßgeblich und unmittelbar in therapeutische Entscheidungen ein.

Beispiele:

_Die histologische Klassifizierung (Einteilung) von Tumoren bestimmt das weitere therapeutische Vorgehen.

_Eine endoskopisch-bioptische Kontrolle (→ Seite 17), z. B. im Magen oder Dickdarm, vermindert das Risiko des unerkannten Wachstums einer Geschwulst.

_Die Zytodiagnostik (→ Seite 20 ff.) ist die wichtigste Früherkennungsmethode des Gebärmutterhalskrebses.

Jeder Angehörige eines Medizinalberufes ist verpflichtet, die folgenden Untersuchungsverfahren zu kennen und deren Auswirkung auf den Patienten abschätzen zu können.

2.1 Histologische Diagnostik

Histologie (griech.) = Lehre von den Geweben des Körpers.

Sichere Todeszeichen
- Totenstarre
- Totenflecken
- Hornhauttrübung
- Fäulnis

=> S. 51

Im Interesse der Patienten wie auch des Arztes **muss** jedes durch einen medizinischen Eingriff entnommene Gewebe- oder Organstück morphologisch untersucht werden. Dies ist keineswegs nur für die Bestätigung der klinisch gestellten Diagnose oder für den Nachweis der Berechtigung eines durchgeführten operativen Eingriffes notwendig; oft wird erst durch die histologische Untersuchung die wahre Natur der Erkrankung bzw. das Stadium ihrer Ausbreitung erkannt.

Biopsie ist die Gewinnung von Gewebeproben von lebenden Menschen.

Durch **Punktion** mit größeren Nadeln können Gewebezylinder gewonnen werden, z. B. von der Leber, der Niere, der Prostata, den Knochen (Beckenkamm).

Auch mit Instrumenten, die in Hohlorgane eingeführt werden (Endoskope), können Biopsien entnommen werden, z. B. aus dem Verdauungstrakt oder dem Bronchialsystem. An der Spitze dieser Instrumente sind Vorrichtungen angebracht, mit denen man Knips-, Zangen- und Saugbiopsien entnehmen kann.

Mit dieser Methode sind fast alle Organe und Gewebe zugänglich.

Biopsie

Eine Biopsie ist die Entnahme einer Gewebeprobe (Bioptat = Biopsiepräparat) zur histologischen Untersuchung.
Das Biopsiepräparat ist „klein".

- ***Probeexzision = PE:*** **Nur ein Teil der krankhaften Veränderung wird entnommen.**
- ***Totalexzision = TE:*** **Die gesamte Veränderung wird entfernt.**

Operation

Eine Operation ist die Entfernung oder Korrektur einer krankhaften Veränderung. Das Operationspräparat ist „groß".

- ***Resektion:*** **Magen, Dickdarm, Appendix u. a.**
- ***Amputation:*** **Mamma, Extremitätengangrän u. a.**
- ***Korrektur:*** **Angeborener Herzfehler, Bypass, Transplantation u. a.**

Exzision (lat.) = Herausschneidung.

Resektion (lat.) = Wegschneidung.

2.1.1 Schnellschnittuntersuchung

Ein besonders wichtiges Verfahren ist die Anfertigung von **Gefrierschnitten**. Dabei wird das frische, unfixierte Gewebestück bei –20° C ein-

📖 **Mikrotom** = Gerät zur Herstellung sehr dünner Schnitte (1–15 µm).

gefroren und mit einem Spezialmikrotom (Kryostat bzw. Cryocut) geschnitten; dadurch lässt sich ein mikroskopisches Präparat innerhalb von etwa fünf Minuten herstellen.

Mit der Gefrierschnittmethode werden intraoperative **„Schnellschnitte"** angefertigt, die es ermöglichen, noch während der Operation unklare Gewebeveränderungen zu untersuchen. Dies ist für die Suche nach bösartigen Tumoren wichtig, weil vom Ergebnis der Gefrierschnittuntersuchung das weitere operative Vorgehen bestimmt wird.

Die Aussagekraft von Schnellschnitten ist allerdings geringer als die von fixierten Paraffinschnitten: Die Schnellschnittdiagnose ist nicht endgültig und kann durch die nachfolgende „Paraffinhistologie" noch geändert werden.

📖 **Paraffin** ist ein festes oder flüssiges Gemisch aus Kohlenwasserstoffen. Reagiert chemisch nicht und ist daher zur Gewebedurchtränkung geeignet.

2.1.2 Paraffinschnittuntersuchung

Die Anfertigung von Paraffinschnitten ist die gängige Methode zur Herstellung von Präparaten für die histologische Untersuchung. Es müssen dabei verschiedene Arbeitsschritte in bestimmter Reihenfolge durchgeführt werden.

- **Fixieren:** Die frisch entnommene Gewebeprobe wird in einer 4- bis 10-prozentigen Formalinlösung oder in einer anderen Fixierlösung gehärtet und fixiert: Durch die abrupte Unterbrechung der vitalen Vorgänge werden die Strukturen erhalten und die Zersetzung wird gehemmt. Dauer: etwa 1 Tag.
- **Herausschneiden:** Das fixierte Material wird auf Stücke von etwa „Briefmarkengröße" verkleinert.
- **Einbetten:** Um Schnitte anfertigen zu können, muss das Gewebematerial in ein starres, gut schneidbares Medium eingebettet werden, z. B. in Paraffin. Dauer: 1 Tag.
- **Ausgießen:** Das paraffindurchtränkte Gewebestück wird als Paraffinblock in die zum Schneiden gewünschte Lage gebracht und in einen Plastikrahmen eingesetzt: Dies ist das so genannte „Klötzel", welches am dritten Tag fertig ist und dann weiter bearbeitet wird.
- **Schneiden:** Die Paraffinblöcke werden mittels des Plastikrahmens in ein Mikrotom eingespannt, wonach etwa 5 µm dicke Schnitte angefertigt werden.
- **Färben:** Beim Färbevorgang wirken chemische Reaktionen, z. B. Eosin → färbt rot, Hämatoxylin → färbt blau.
  Die Färbung mit Hämatoxylin-Eosin (HE) ist die am häufigsten angewandte Färbung in der Histologie. Daneben gibt es noch eine Vielzahl von „Spezialfärbungen".
- **Eindecken:** Nach der Färbung wird der Schnitt in Kunstharz eingeschlossen und mit einem Deckglas bedeckt.

Damit ist das Präparat zur histologischen Untersuchung fertig. Die technische Prozedur dauert drei Tage (vgl. Gefrierschnitt, dieser lässt sich in ca. fünf Minuten herstellen).

Die histologische Technik ist für fixiertes und unfixiertes Material unterschiedlich.

> **Die Anfertigung eines intraoperativen Schnellschnittes dauert fünf Minuten, für ein Paraffinpräparat benötigt man drei Tage.**

2.1.3 Spezialmethoden

Besondere Techniken erlauben einen Einblick in intrazelluläre Strukturen, biochemische Abläufe und molekularpathologische Zusammenhänge.

Elektronenmikroskopie

Mit der **Elektronenmikroskopie** können Strukturen und Veränderungen innerhalb von Zellen sichtbar gemacht werden. Meistens handelt es sich um 30.000-fache Vergrößerungen.

Immunhistochemie

Bestimmte Zellstrukturen werden mit farbtragenden Antikörpern markiert und damit sichtbar gemacht. Dadurch können Zellen, die bei Routinefärbungen nahezu gleich aussehen, differenziert und unterschieden werden. Dies ist besonders in der Tumordiagnostik wichtig, z. B. für die Unterscheidung von Epithelzellen, Mesenchymzellen oder lymphatischen Zellen. Da die Methode auf einer Antigen-Antikörper-Reaktion, also einem immunologischen Vorgang, beruht und eine chemische Farbreaktion eintritt, heißt diese Technik Immunhistochemie.

Molekularbiologische Techniken

Diese dienen zur Untersuchung krankhafter Veränderungen auf der genetischen Ebene, d. h. zu Erbgutuntersuchungen an der DNA und RNA. Wenn solche Nukleinsäurebestandteile nur in sehr geringer Menge zur Verfügung stehen, können dieselben mittels PCR millionenfach vermehrt werden. PCR heißt „polymerase chain reaction" = Polymerase-Kettenreaktion. Dabei werden bestimmte DNA-Abschnitte durch das Enzym Polymerase jeweils verdoppelt, was nach mehreren solchen Kopierschritten zu einer gewaltigen Vermehrung führt.

Antikörper: Das Immunsystem produziert Antikörper, um körperfremde Substanzen abzuwehren.

DNA = deoxyribonucleic acid (engl.). Zwei langgestreckte, parallele Stränge, die wie bei einer Leiter über Querstreben (Basen) miteinander verbunden und zusätzlich wie eine Wendeltreppe umeinander gedreht sind. Sie wird als Doppelhelix bezeichnet. Die DNA ist Trägerin des Erbgutes, d. h. der Information (genetischer Code), wie die Moleküle, die Bausteine des Körpers, herzustellen sind.

RNA = ribonucleic acid. Der Unterschied zwischen RNA und DNA besteht in der Art der darin enthaltenen Basen. Außerdem liegt die RNA meist als Einzelstrang, nicht als Doppelstrang vor.

Jedes bei einer Operation entnommene Gewebematerial muss histologisch untersucht werden! Das Unterlassen der morphologischen Untersuchung eines Operationspräparates kann als Nachlässigkeit bzw. fahrlässiges Verhalten (so genannter ärztlicher Kunstfehler) angeklagt werden.

Pflegehinweise für Biopsie und Punktion

Der Eingriff ist für den Patienten meist neu, er hat Angst und ist unsicher. Jede Punktion/Biopsie ist mit Risiken verbunden.

Pflegerische Aufgaben

- **Psychische und körperliche Vorbereitung des Patienten:** Der Patient soll über das informiert werden, was ihm bevorsteht. Außerdem sind Reinigung und Hygienemaßnahmen, Blasen- und Darmentleerung erforderlich. Der Patient muss nüchtern bleiben.
- **Überwachung während des Eingriffes:** bequeme Lagerung des Patienten; Wahrung der Intimsphäre; Kontrolle des Befindens und der Reaktionen des Patienten.
- **Nach dem Eingriff:** Nachbeobachtung wegen möglicher Komplikationen; das gewonnene Untersuchungsmaterial muss raschest in das Laboratorium gebracht werden.

2.2 Zytologische Diagnostik

Die **Zytologie** beurteilt einzelne Zellen, während die **Histologie** ganze Gewebeteile untersucht. Zur Gewinnung von Zellen werden zwei zytologische Verfahren angewendet.

2.2.1 Exfoliativzytologie

Das Untersuchungsmaterial wird von einer Gewebeoberfläche (z. B. der Schleimhaut) **abgestrichen** oder es werden **bereits abgeschilferte** Zellen aus Körperflüssigkeiten (z. B. einem Körperhöhlenerguss) gewonnen.

Beispiele:

_Abstrichentnahme von Schleimhautoberflächen, z. B. von der Portio, der Vagina, aus dem Bereich Nase-Rachen-Luftröhre-Bronchien oder dem Verdauungstrakt (Abbildung 1, → auch Abbildung T1, Seite 185).

_Zellhaltige Flüssigkeit aus Pleurahöhlen, aus der Peritonealhöhle, aus Gelenkshöhlen oder Liquorräumen (→ Abbildung T2, Seite 185).

_Zellhaltige Flüssigkeiten sind auch das Sputum, der Harn, Sekrete aus der Brustdrüse u. a.

Abbildung 1: Die Entnahme eines gynäkologischen Abstriches zur zytologischen Untersuchung erfolgt mittels Tupfer oder Öse. Das Material muss getrennt (1) von der Außenfläche der Portio sowie (2) der Innenseite des Zervikalkanals auf einen Objektträger gestrichen werden. Anschließend Fixierung und danach Färbung nach PAPANICOLAOU.

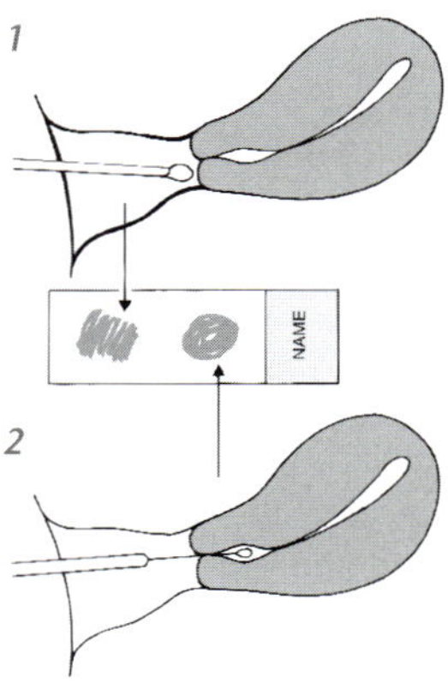

Exfoliation (lat.) = **Abblätterung.**

2.2.2 Punktionszytologie

Eine Punktion ist das **Anstechen von Organen** mittels einer Hohlnadel, durch die anschließend Zellmaterial angesaugt wird: transkutan (aus der Brustdrüse, den Lymphknoten, der Schilddrüse), transrektal (aus der Prostata), transbronchial (aus der Lunge) u. a.

trans- (lat.) = hindurch.
transkutan = durch die Haut.
transrektal = durch das Rektum.
transbronchial = durch die Wand eines Bronchus.

> **Das Material der *Exfoliativzytologie* sind von Oberflächen abgeschilferte Zellen.**
> **Das Material der *Punktionszytologie* sind aus Organen abgesaugte Zellen.**
> ***Achtung:* Auch für die Exfoliativzytologie wird öfters eine Punktion (einer Körperhöhle) vorgenommen.**

2.2.3 Die Vorteile der Methode

Die Zytologie bringt Vorteile für die ärztliche Diagnostik und Vorteile für den Patienten.

Vorteile für die Diagnostik

- Sie bringt rasch ein Ergebnis.
- Es sind nur geringe Materialmengen nötig.
- Eine Vielzahl von Organen kann erreicht werden.

Vorteile für den Patienten

- Die Zytodiagnostik ist ambulant möglich.
- Ein chirurgischer Eingriff ist dafür nicht erforderlich.
- Sie ist besonders für Vorsorgeuntersuchungen geeignet.

> **Die Treffsicherheit der Zytodiagnostik ist hoch und beträgt**
> - **bei der gynäkologischen Zytologie 95 Prozent,**
> - **bei der extragenitalen Zytologie 70–80 Prozent.**

Die am häufigsten durchgeführte zytologische Untersuchung ist der Abstrich vom Gebärmutterhals anlässlich einer gynäkologischen Untersuchung.

George PAPANICOLAOU (1883–1962), gebürtiger Grieche, später als Pathologe in New York tätig. Er wird zu Recht als „Vater der Zytologie" bezeichnet und hat der Medizin einen wirklichen und dauerhaften Fortschritt gebracht.

2.2.4 Klassifikation zytologischer Befunde

Papanicolaou hat eine Bewertungsskala der Zellveränderungen erstellt, die für die Tumordiagnostik eine graduelle Befundabstufung in fünf Gruppen vorsieht. Dieses Bewertungssystem ist (noch) weitgehend in Gebrauch.

Zytologische Diagnosestellung nach PAPANICOLAOU, kurz PAP-Befund genannt

PAP-Gruppe	Befund	Konsequenzen
I	Normale Zellen	unverdächtig (negativ)
II	Geringe Zellveränderungen, kein Hinweis auf einen Tumor	unverdächtig (negativ)
III	Zweifelhaft: weder eindeutig gutartig noch bösartig	kurzfristig Kontrolle erforderlich
IV	Begründeter Malignitätsverdacht	histologische Untersuchung zur endgültigen Klärung nötig
V	Nachweis maligner Zellen	maligner Tumor ist bewiesen

Gesetzliche Vorschrift: Histologische und zytologische Präparate und Befunde sind „Dokumente", die **30 Jahre lang aufbewahrt werden müssen**. Warum? Die Befunde können bei einer neuerlichen Begutachtung hilfreich sein, sie können auch bei Streitfällen eine Entscheidungshilfe darstellen (z. B. wenn ein Patientenanwalt eingeschaltet wird, in Versicherungsfragen).

2.3 Bakteriologische und serologische Diagnostik

Allgemeines Ziel ist die **Diagnostik von Infektionskrankheiten**, entweder direkt durch Identifizierung der Erreger oder indirekt durch Antikörpernachweis.

Mikroskopischer Nachweis von Krankheitserregern

Dazu muss das Untersuchungsmaterial (z. B. Eiter, Sputum, Punktionsflüssigkeit u. a.) speziell gefärbt werden.

📖 **Hans Christian GRAM** (1853–1938), Arzt in Kopenhagen. Er hat 1984 diese Färbemethode eingeführt.

📖 **Franz ZIEHL** (1857–1926) und **Karl Adolf NEELSEN** (1854–1894) waren Ärzte in Deutschland.

GRAM-Färbung zum allgemeinen Bakteriennachweis (→ Abbildung T3, Seite 185)

- GRAM-positive Bakterien färben dunkelviolett (durch Gentianaviolett)
- GRAM-negative Bakterien färben rot (durch Karbolfuchsin)

ZIEHL-NEELSEN-Färbung zum Nachweis von Tuberkuloseerregern

- Tuberkuloseerreger und andere Mykobakterien färben rot (durch Karbolfuchsin)
- Sonstige Bakterien färben blau (durch Methylenblau)

Ohne spezielle Färbung erfolgt die Untersuchung auf Parasiteneier und Bandwurmglieder.

Kultureller Nachweis von Krankheitserregern

Dazu werden Bakterien auf speziellen Nährmedien gezüchtet, deren Zusammensetzung jeweils den Bedürfnissen der einzelnen Mikroben angepasst ist (→ Abbildung 2, auch Abbildung T4, Seite 186).

Nachweis von Antikörpern gegen Krankheitserreger

Vom Abwehrsystem des Menschen werden gegen eingedrungene Erreger **spezifische Antikörper** gebildet. Diese können im Blut mittels serologischer Methoden nachgewiesen werden, z. B. Antikörper gegen Hepatitisviren oder HIV u. a.

Bakterienkultur = Züchtung, Wachstum und Vermehrung von Bakterien mittels Labormethoden.

HIV = Humanes Immundefizit Virus, Erreger der Krankheit AIDS.

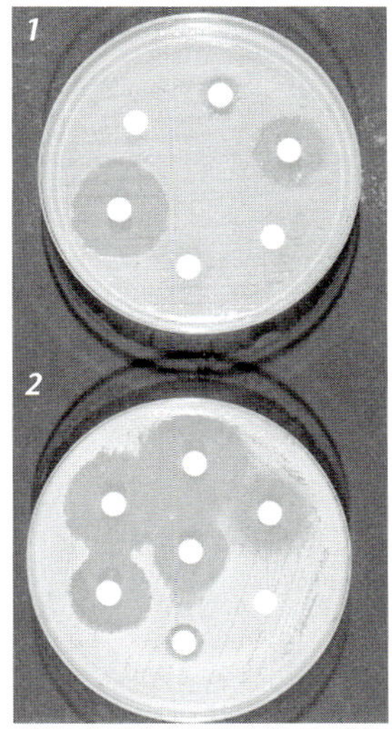

Abbildung 2: Bakterienwachstum auf festen Nährmedien. Mit verschiedenen Antibiotika getränkte Test-Plättchen (1) werden auf den Nährboden gelegt. Ist das Antibiotikum gegen das Bakterienwachstum wirksam, so entsteht ein „Hemmhof" (2). Auf diese Weise kann man die Effektivität der Medikamente gegen die Bakterien testen.

2.4 Postmortale Diagnostik

Die klinisch-wissenschaftliche Obduktion ist die **letzte ärztliche Untersuchung**, wobei alle Organe und Gewebe zugänglich gemacht werden können. Leichenöffnungen dienen keineswegs nur der Feststellung der Todesursache, der Kliniker benötigt die Autopsie auch zur Bestätigung, Aufklärung oder Korrektur seiner Diagnose. Die stete und ausnahmslose Überprüfung und Diskussion der klinischen Befunde und des Effektes der Therapie mit Hilfe von Autopsien stellen das wichtigste Instrument der Qualitätssicherung dar.

Das Ergebnis der Obduktion = Sektion = Autopsie ist nicht „postmortale Besserwisserei", sondern ermöglicht den Vergleich der klinischen und morphologischen Befunde.

2.4.1 Welchen Zweck hat die diagnostische Leichenöffnung?

Die Autopsie ist die letzte ärztliche Untersuchung an einem Menschen. Sie dient der Feststellung jener Erkrankungen, die am Patienten bestanden, sowie der Untersuchung der eigentlichen Todesursache. Es können auf diese Weise auch diagnostische Irrtümer aufgedeckt werden.

Zweck von Autopsien

- Eine Autopsie ermöglicht die Überprüfung der Richtigkeit der klinischen Diagnose und der durchgeführten Behandlung.
- Sie ist die Grundlage für Krankheits- und Todesursachenstatistiken.

- Sie bietet die Grundlage für eventuelle sanitätspolizeiliche oder gesundheitspolitische Maßnahmen (bei Infektionen, Erbkrankheiten etc.).
- Sie erfüllt wissenschaftliche Aufgaben.
- Sie ermöglicht den medizinischen Unterricht für Studenten und für die Weiterbildung der Ärzte.

2.4.2 Wer hat Nutzen und Interesse an einer Obduktion?

Eine Obduktion erfolgt

- **für die Angehörigen des Verstorbenen,**
- **für die behandelnden Ärzte,**
- **für das Krankenhaus selbst,**
- **für den Unterricht der jungen Ärzte,**
- **für die Wissenschaft,**
- **für die Todesursachenstatistik,**
- **für die Qualitätskontrolle.**

Die Angehörigen

Früher oder später tauchen meist folgende Fragen auf: „Hat man selbst, der Arzt oder das Krankenhaus etwas verabsäumt?“

„Gibt es Hinweise für einen Selbstmord oder Fremdverschulden?“

„Liegt eine Erbkrankheit mit Gefahren für die nächste Generation vor?“

„Handelte es sich um eine Infektionskrankheit, bei der Familienmitglieder angesteckt worden sein könnten?“

Von besonderer Bedeutung für die Hinterbliebenen ist der Nachweis einer rentenpflichtigen Berufserkrankung oder eines Unfalles. Die Versicherung fordert unweigerlich einen Obduktionsbefund, sonst wird die Rentenzahlung ein Streitfall für die Gutachter.

Patientenanwalt = unabhängige Beschwerdestelle für Patienten, Angehörige und Hinterbliebene bei Verdacht auf ärztliche Fehlleistung. In Österreich gibt es in jedem Bundesland einen Patientenanwalt.

Im Zeitalter der an Beliebtheit zunehmenden „Alternativmedizin“ und des schwindenden Vertrauens in die „Schulmedizin“ tritt der Fall immer häufiger ein, dass die behandelnden Ärzte kritisiert, beschuldigt oder gar angegriffen werden.

Ein Obduktionsbefund ist ein **entscheidendes Dokument** in einer eventuellen Auseinandersetzung zwischen den Hinterbliebenen und den Ärzten; auch für das Eingreifen eines Patientenanwaltes ist ein solcher Befund wichtig.

Die behandelnden Ärzte

Die Zahl der Fälle mit unklarer Todesursache oder mit ergänzungsbedürftigen bzw. auch falschen klinischen Diagnosen ist erstaunlich hoch. Die behandelnden Ärzte können bei jeder Obduktion lernen und ihre diagnostischen und therapeutischen Maßnahmen überprüfen.

Die **Häufigkeit klinischer Fehldiagnosen** lag in den letzten Jahrzehnten gleichbleibend zwischen 20 und 40 Prozent!

Ein „Fortschritt" der Medizin hat sich diesbezüglich nicht bemerkbar gemacht.

- Bei 80 Prozent der Verstorbenen wurde die Grundkrankheit richtig erkannt.
- Bei 20 Prozent der Verstorbenen wurde die Grundkrankheit nicht erkannt.
- Bei 40 Prozent der Verstorbenen wurde die Todesursache oder eine zum Tode beitragende Krankheit nicht richtig erkannt.

Faustregel: Zwei Drittel der klinischen Diagnosen sind absolut richtig, ein Drittel ist ergänzungsbedürftig bzw. nicht zutreffend.

Das Krankenhaus

Im Zeitalter einer zunehmend aggressiven Berichterstattung in den Medien ist es für ein Krankenhaus fast lebenswichtig, **korrekte Krankengeschichten und Obduktionsbefunde** vorweisen zu können. Die zunehmende Zahl der „Wunderheiler", deren Patienten dann im Krankenhaus sterben, zwingt dazu, hier für eine exakte Klärung der Vorkommnisse zu sorgen.

Unterricht und Ausbildung

Der ständige Dialog zwischen Klinikern und Pathologen ist die Grundlage einer sinnvollen Ausbildung und Fortbildung. Der Arzt beschäftigt sich mit dem Einzelfall, dem Individuum. Das Individuelle einer Krankheit wie auch der Person, die gestorben ist, kann kein Lehrbuch wiedergeben, sondern kann nur bei der letzten Besprechung des tragischen Einzelschicksals in Erfahrung gebracht werden. Dieses Individuelle zu klären ist Aufgabe des Pathologen.

Die Bedeutung der pathologisch-anatomischen Diagnostik reicht weit über den Seziersaal hinaus und in die klinische Medizin hinein: Optimale Kenntnisse in morphologischer Pathologie werden etwa von jedem chirurgisch tätigen Arzt verlangt.

Endoskopiker = Arzt mit Spezialausbildung, der mittels röhren- oder schlauchförmigen Instrumenten das Körperinnere begutachtet und Gewebeproben entnehmen kann.

Nicht vergessen darf man sämtliche Endoskopiker, die ebenfalls die morphologische Pathologie jener Veränderungen, die sie mit ihren Geräten erreichen können, kennen müssen.

Die Wissenschaft

Erst seitdem systematisch seziert wird, ist die Krankheitslehre in die Reihe der exakten Naturwissenschaften gerückt.

Nur dann, wenn das kundige Auge des Menschen, in diesem Fall des Pathologen, die letzte Kontrollinstanz bleibt, besteht keine Gefahr, dass die Medizin eine rein technisch-apparative Disziplin wird.

Die Todesursachenstatistik

Zahlenangaben über Todesursachen, erhoben durch Statistische Zentralämter, sind von höchst beschränktem Wert. Betrachtet man etwa die nicht obduzierten Todesfälle, so sind lediglich 40 bis 60 Prozent der auf dem Totenschein angegebenen Diagnosen korrekt. Es gibt kaum eine Urkunde, auf der so ungesicherte Angaben stehen wie auf den Totenbeschauscheinen.

Ein amerikanischer Vorschlag, in dem Ironie mit bitterer Erkenntnis vermischt ist, hat gelautet: „Man müsste gelegentlich ehrlicherweise in den Totenbeschauschein hineinschreiben ‚a – g – k', ‚alone god knows' (‚Gott allein weiß')."

Die Aussagekraft einer Krankheits- und Todesursachenstatistik ist direkt von der Anzahl durchgeführter Obduktionen abhängig.

Häufigkeit der Obduktionen

USA	etwa 10 Prozent aller Todesfälle
Deutschland	etwa 8 Prozent aller Todesfälle
Österreich	etwa 30 Prozent aller Todesfälle

Die Qualitätskontrolle

Obduktionen bieten die Möglichkeit, die Qualität der Methoden der modernen Medizin zu kontrollieren. Es steht dabei weniger der Aspekt der Kontrolle im Vordergrund, vielmehr geht es um Qualitätssicherung. Es geht auch um die Beurteilung der Befundkonstellationen und vor allem um die Tücken der Diagnosefindung, die Wege und Irrwege der Behandlungsmethoden, die Verhütung von Komplikationen. Anhand einer Obduktion kann auch – und das ist besonders wichtig – der Therapieaufwand und Therapieeffekt analysiert werden, mit besonderem Augenmerk auf die Nebenwirkungen und damit die Lebensqualität der Patienten.

Durch eine Obduktion erfolgt sehr häufig auch eine Kontrolle der Diagnosefähigkeiten des Pathologen: Die diagnostische Fehlerrate eines durchschnittlichen Pathologen, der noch das Gesamtfach betreut, also nicht ein Organspezialist ist, beträgt bei histologischen und zytologischen Untersuchungen (→ Seite 17 ff. und 20 ff.) etwa 0,1 Prozent. Organspezialisten sind jenseits ihres eigenen Gebietes manchmal hilflos.

Wissenstest

1. *Worin besteht die Tätigkeit des Pathologen? (2.)*
2. *Was ist eine Biopsie? (2.1)*
3. *Was passiert bei einem Gefrierschnitt? (2.1)* (Schnellschnitt)
4. *Wie lange dauert eine Paraffinschnittuntersuchung? (2.1)*
5. *Was versteht man unter Immunhistochemie? (2.1)*
6. *Was sind die Vorteile der zytologischen Diagnostik? (2.2)*
7. *Erläutere die Klassifikation nach PAPANICOLAOU. (2.2)*
8. *Wie erfolgt die bakteriologische und serologische Diagnostik? (2.3)*
9. *Wozu dient die GRAM- bzw. ZIEHL-NEELSEN-Färbung? (2.3)*
10. *Welchen Zweck hat eine Obduktion? (2.4)*
11. *Wer hat Nutzen an einer Obduktion? (2.4)* Forschung, Wissenschaft

+ Sichere & unsichere Todeszeichen

3 Rechtliche Probleme bei Leichenöffnungen

Die **eindeutige rechtliche Stellung der Autopsie** ist ein dringendes Anliegen. Erfolg versprechende Aussichten zur Vereinheitlichung der Leichengesetzgebung im Rahmen der EU existieren nicht. Resultat: In den verschiedenen Ländern sind die rechtlichen Bestimmungen darüber, was mit einem Leichnam zu geschehen hat, was erlaubt und was nicht erlaubt ist, sehr unterschiedlich. Daher tauchen immer wieder Fragen auf, die auch an Angehörige des Pflegedienstes gerichtet sein können. Da es um sehr heikle Auskünfte, z. B. gegenüber Hinterbliebenen, geht, muss man genauestens Bescheid wissen.

3.1 Totenbeschau

Die Totenbeschau wurde 1770 unter Maria Theresia in den österreichischen Erblanden eingeführt.

- **Jeder Todesfall ist der Behörde unverzüglich anzuzeigen.**
- **Die Leichen der Verstorbenen sowie tot aufgefundenen Personen sind der Totenbeschau zu unterziehen.**

Zur Anzeige eines Todesfalles sind folgende Personengruppen verpflichtet: Familienangehörige, Pflegepersonen sowie jedermann, der den Todesfall bemerkt bzw. die Leiche auffindet.

Wo kann ein Todesfall gemeldet werden?

- **Polizei bzw. Gendarmerie,**
- **Leichenbestattungsunternehmen,**
- **Standesamt bzw. Magistrat,**
- **Zweigstelle des Standesamtes in einem Krankenhaus.**

In der Folge wird von diesen Institutionen ein Totenbeschauarzt verständigt, der die Leiche am Sterbeort zu besichtigen hat. Bis zum Eintreffen des Arztes ist der Tote in unveränderter Lage zu belassen (Ausnahmen gibt es nur in besonderen Fällen: bei Wiederbelebungsversuchen, wenn Verkehrsflächen frei gemacht werden müssen, bei behördlicher Anordnung usw.).

Totenbeschauärzte werden von den örtlichen Gesundheitsbehörden bestimmt: Es können dies Polizeiärzte, Amtsärzte, Gemeindeärzte oder praktische Ärzte sein.

Totenbeschauarzt in einem Krankenhaus mit einer Pathologischen Abteilung ist der Prosektor; dazu wird die Leiche nach drei Stunden von der Krankenstation entfernt und in das Institut für Klinische Pathologie gebracht. In Anstalten ohne Pathologische Abteilung übernehmen eigens bestellte Totenbeschauärzte diese Aufgabe.

Zweck der Totenbeschau ist

- **die Feststellung des eingetretenen Todes (d. h., dass nicht nur ein Scheintod vorliegt),**
- **die Art und Ursache des Todes,**
- **die Beurteilung, ob bei ungeklärter Todesart oder Todesursache Umstände vorliegen, die die Einleitung eines Obduktionsverfahrens erforderlich machen.**

Der Totenbeschauarzt hat entweder eine Todesbescheinigung = Totenbeschaubefund = Totenschein auszustellen oder eine Obduktion zu veranlassen.

Bestehen für den Totenbeschauarzt **Zweifel über die Art und Ursache des Todes**, so ist eine sanitätspolizeiliche Obduktion anzuordnen. Ergibt sich ein Verdacht auf Fremdverschulden, so ist eine gerichtliche Obduktion zu beantragen.

Die Totenbeschau ist leider in der Praxis völlig ungeeignet, alle Tötungsdelikte aufzudecken. Die Dunkelziffer der unerkannten gewaltsamen Todesfälle ist enorm hoch; dies wird weder von Kriminalisten noch von Gerichtsmedizinern bezweifelt.

Dunkelziffer:
Seriöse Schätzungen gehen davon aus, dass 100 erkannten Tötungsdelikten etwa 100 nicht als Tötung erkannte Fälle gegenüberstehen.
Diese 100 verbleiben im Dunkeln, unerkannt und ungesühnt.

3.2 Leichenöffnung

Es gibt verschiedene Arten der Obduktion:

- Sanitätspolizeiliche Obduktion,
- Gerichtliche Obduktion,
- Klinische Obduktion in öffentlichen Krankenanstalten,
- Privatobduktion,
- Obduktion zu Lehrzwecken, z. B. anatomische Sektion.

Sanitätspolizeiliche Obduktion

Eine sanitätspolizeiliche Leichenöffnung ist zu veranlassen, wenn die Todesursache anders nicht geklärt werden kann. Außerdem kann sie aus Gründen der öffentlichen Gesundheitsfürsorge veranlasst werden, d. h. um festzustellen, ob eine anzeigepflichtige Infektionskrankheit vorliegt.

Beispiele:

__Plötzlicher, unerwarteter und unerklärlicher Tod, kein ärztlicher Behandlungsschein vorhanden.

__Tod bei Verdacht auf eine Infektionskrankheit, z. B. nach einem Aufenthalt in den Tropen.

Die sanitätspolizeiliche Obduktion erfolgt über Antrag des Totenbeschauarztes und im Auftrag des Gesundheitsamtes (Stadt) bzw. der Bezirksverwaltungsbehörde (Land).

Gerichtliche Obduktion

Die gerichtliche Obduktion ist bei erwiesenem Fremdverschulden oder Verdacht auf Fremdverschulden vorzunehmen. Sie erfolgt im Auftrag des Gerichtes: Der Staatsanwalt stellt den Antrag, der Untersuchungsrichter bestimmt den Obduzenten, d. h. einen gerichtlich beeideten Sachverständigen, der die Obduktion vornimmt.

Klinische Obduktionen in öffentlichen Krankenanstalten

Im § 25 des Krankenanstaltengesetzes heißt es:

» Die Leichen der in öffentlichen Krankenanstalten verstorbenen Pfleglinge sind zu obduzieren wegen diagnostischer Unklarheit des Falles, wegen eines vorgenommenen operativen Eingriffes oder wenn die Wahrung anderer öffentlicher oder wissenschaftlicher Interessen erforderlich ist. «

Liegt keiner der erwähnten Fälle vor und hat der Verstorbene nicht schon bei Lebzeiten einer Obduktion zugestimmt, darf eine Obduktion nur mit Zustimmung der nächsten Angehörigen vorgenommen werden.

Privatobduktion

Zu einer privat veranlassten Obduktion kommt es am häufigsten bei Fragen der Lebens- bzw. Unfallversicherung (z. B.: Liegt ein Selbstmord vor?) bzw. bei Erbschaftsstreitigkeiten (z. B.: War der Verstorbene bei Abfassung des Testamentes zurechnungsfähig?).

Obduktionen zu Lehrzwecken

Die anatomische Verwertung einer Leiche ausschließlich zu Forschungs- und Studienzwecken ist ohne besondere Rechtfertigung nach der herrschenden Rechtsprechung nicht zulässig.

Erlaubt ist eine derartige Verwendung eines Leichnams, wenn eine letztwillige Verfügung des Verstorbenen vorliegt.

3.3 Störung der Totenruhe

Im Strafgesetzbuch (StGB) § 190 steht:

> » Wer einen Leichnam oder Teile eines Leichnams oder die Asche eines Toten einem Verfügungsberechtigten entzieht oder aus einer Beisetzungs- oder Aufbahrungsstätte wegschafft, ferner, wer einen Leichnam misshandelt oder einen Leichnam, die Asche eines Toten oder eine Beisetzungs-, Aufbahrungs- oder Totengedenkstätte verunehrt, ist mit Freiheitsstrafe bis zu sechs Monaten oder mit Geldstrafe bis zu 360 Tagessätzen zu bestrafen. «

Beispiel:

_Ein Medizinstudent nimmt aus dem Seziersaal ein Gelenkspräparat mit und zeigt es seinen Freunden, um damit zu prahlen.

3.4 Praktische Konsequenzen aus der Gesetzeslage

Sind die rechtlichen Normen zur Durchführung einer klinischen Obduktion erfüllt, so ist ein Widerspruch der Angehörigen zwecklos. Selbstverständlich wird man sich gegenüber vorgebrachten religiösen Einwendungen (vor allem mosaische und islamische Glaubensvorschriften sind da sehr streng) verständig zeigen und versuchen, eine einvernehmliche Lösung zwischen Kliniker, Pathologen (bzw. Leichenbeschauer) und Angehörigen zu erreichen.

Auch für ausländische Staatsbürger gelten die österreichischen Gesetze bezüglich Obduktionen. Bei entsprechender rechtlicher Situation wird daher ein Einspruch keinen Erfolg haben.

Achtung: Diplomaten genießen einen Sonderstatus.

In jenen Ländern (USA, Deutschland), wo die Angehörigen und Hinterbliebenen um die Erlaubnis zur Durchführung einer Obduktion gebeten werden müssen, ergibt sich u. a. folgender paradoxer Sachverhalt: Da etwa 30 Prozent aller Tötungsdelikte durch Angehörige erfolgen, kommen die Ärzte in die Verlegenheit, unter Umständen beim Täter anfragen zu müssen, ob sie das Opfer zur Klärung der Todesursache obduzieren dürfen.

3.5 Meldepflicht bei der Gerichtsbehörde oder Polizei

Die aktuelle gesetzliche Situation in Österreich wird durch § 27 des Ärztegesetzes 1984 geregelt, wonach jeder Arzt verpflichtet ist, wenn er in Ausübung seines Berufes Anzeichen dafür feststellt, dass durch eine gerichtlich strafbare Handlung der Tod oder die schwere Körperverletzung eines Menschen herbeigeführt worden ist, unverzüglich der Sicherheitsbehörde die Anzeige darüber zu erstatten.

Ergänzend wird dazu festgestellt, dass nur mehr die schwer wiegenden Fälle angezeigt werden sollen, nämlich lediglich solche, in denen vorsätzlich oder fahrlässig jemand getötet oder ihm eine schwere Körperverletzung zugefügt wurde.

Anzeichen für eine gerichtlich strafbare Handlung ist nicht nur das offensichtliche Delikt („das Messer steckt noch im Rücken!"), auch der Zweifelsfall ist meldepflichtig.

Jeder Zweifelsfall ist anzuzeigen, d. h. Verdacht auf

- nicht natürlichen Tod,
- Verletzungen, in deren damit zusammenhängender Folge der Tod eintrat,
- Fremdverschulden, vor allem im Sinne der Fahrlässigkeit oder Vorsätzlichkeit
- sowie Todesfälle während oder unmittelbar nach einer ärztlichen Behandlung: Dies betrifft vor allem den Tod in der Narkose = Mors in tabula, sowie chirurgisch-iatrogene Komplikationen (z. B. Dickdarmperforation bei Rektoskopie; zurückgelassenes Instrument nach einer Operation; Anstechen der Leber bei versuchter Pleurapunktion u. dgl.).

iatrogen = durch den Arzt verursacht.

Rektoskopie = Untersuchung des Dickdarms mit einem Endoskop.

Pleurapunktion = Einführen einer Hohlnadel durch die Bauchwand in die Pleurahöhle hinein.

Die Anzeige muss unverzüglich an die örtliche Sicherheitsbehörde (Polizei oder Gendarmerie) erfolgen, nicht, wie es früher üblich war, an das Gericht bzw. die Staatsanwaltschaft. Sonderregelungen sind allerdings z. B. in Städten, welche direkter Sitz von Gerichten sind, möglich.

Weiteres Verhalten der Behörden

Polizei bzw. Gendarmerie ermitteln. Die Staatsanwaltschaft entscheidet aufgrund der Erhebungen, ob ein Verfahren eingeleitet wird und demzufolge eine gerichtliche Obduktion durchzuführen ist. Der Untersuchungsrichter beauftragt damit einen Sachverständigen, in der Regel einen Gerichtsmediziner.

3.6 Die rechtliche Qualität des Leichnams

Die häufigste Definition für einen Leichnam lautet: Der Leichnam ist der Körper eines Verstorbenen, der noch die menschliche Gestalt erkennen lässt.

Isolierte, abgetrennte Extremitäten sind **Leichenteile**, der Rumpf allein heißt **Torso**.

Totgeburten (termingerecht) und **Frühgeburten** (vor dem errechneten Geburtstermin und von mindestens 35 cm Körperlänge) sind Leichen.

Abgestorbene Feten, d. h. weniger als 35 cm lange, unreife Frühgeburten sowie Embryonen sind im rechtlichen Sinne keine Leichen.

Embryo = Frucht während der Organentwicklung, das sind die ersten drei Schwangerschaftsmonate.

Fetus = Frucht nach Abschluss der Organentwicklung, d. h. nach dem dritten Schwangerschaftsmonat bis zum Ende der Schwangerschaft.

3.6.1 Was ist der Leichnam im Rechtssinn?

Das Gesetz unterscheidet zwischen Personen und Sachen. Es steht außer Zweifel, dass der menschliche Leichnam keine Person im Rechtssinn darstellt, denn die Personeneigenschaft als Träger von Rechten und Pflichten endet mit dem Tod des Menschen. Mit dieser Feststellung endet aber auch die Einhelligkeit der Rechtslehre. Ist der Leichnam nun eine Sache? Drei wesentliche Ansichten werden von den Juristen diskutiert:

1. der Leichnam ist eine Sache,
2. der Leichnam ist keine Sache,
3. die Rechtsnatur einer Leiche ist strittig.

Daraus wird ersichtlich, dass wir uns in einer juristischen Grauzone bewegen und somit einem Rechtsstreit jederzeit Tür und Tor geöffnet sind. Da man nie weiß, wie ein Rechtsverfahren ausgeht, ist größte Vorsicht geboten.

Faustregel: Der menschliche Leichnam ist im österreichischen Rechtssystem als Sache einzuordnen, an der zwar keine Vermögensrechte, wohl aber eingeschränkte Verfügungsrechte bestehen.

Wem gehört der Leichnam? Ein Leichnam gehört nicht zum Vermögen des Verstorbenen, damit auch nicht in den Nachlass und kann daher nicht vererbt werden.

3.6.2 Wer besitzt ein Verfügungsrecht über den menschlichen Leichnam?

- **Staatlichen Institutionen** steht im öffentlichen Interesse ein Verfügungsrecht zu, z. B. der Gerichtsbehörde, der Sanitätsbehörde.
- **Öffentlichen Krankenanstalten und klinischen Instituten**, in deren Gewahrsam sich die Leiche nach dem Tod des Patienten befindet, steht grundsätzlich ein Verfügungsrecht über die Entnahme einzelner Organe oder Gewebeteile zu. Dieses Verfügungsrecht beschränkt sich allerdings auf die Zwecke von Diagnostik, Unterricht und Transplantationen.

- **Die nächsten Angehörigen** (Ehegatte, Kinder) des Verstorbenen bzw. Personen, mit denen er am engsten verbunden war und die daher auch die Bestattung ausrichten, sind selbstverständlich auch verfügungsberechtigt.
- **Entscheidungen, welche der Verstorbene gegenüber den Hinterbliebenen zu Lebzeiten getroffen hat**, besitzen absolute Priorität.
- **Erben** stehen zum Verstorbenen nur in vermögensrechtlicher Beziehung und haben kein Verfügungsrecht über den Leichnam.

3.7 Organentnahme zum Zwecke der Transplantation

Eine Organentnahme ist zulässig, wenn der Verstorbene oder sein gesetzlicher Vertreter (die Eltern eines Minderjährigen, der Sachwalter eines Geisteskranken oder der Beistand eines angehaltenen Patienten) zu Lebzeiten des Betroffenen eine Organspende nicht ausdrücklich abgelehnt hat (§ 62a Krankenanstaltengesetz 1982).

Eine Organentnahme ist unzulässig, wenn den Ärzten eine Erklärung vorliegt, dass der Verstorbene eine Organspende ausdrücklich abgelehnt hat. Es ist Sache des Patienten, dafür zu sorgen, dass diese Erklärung den Ärzten rechtzeitig vorliegt. Grundsätzlich sind Ärzte nicht verpflichtet, diesbezügliche Nachforschungen anzustellen.

Die Organentnahme ist gestattet, wenn dem Arzt ein Widerspruch des Verstorbenen unbekannt geblieben ist. Dies wird rechtlich als Widerspruchsregelung bezeichnet.

Es gibt drei Wege, den **Widerspruch gegen die Organentnahme** zu äußern:

1. Mitführen eines entsprechenden Schriftstückes bei den Dokumenten,
2. Mitteilung des Widerspruches durch Anverwandte im Sinne einer letztwilligen Verfügung,
3. Eintragung in das zentrale Widerspruchsregister.

Das österreichische Bundesinstitut für Gesundheitswesen hat ein Widerspruchsregister eingerichtet. Seit 1. 1. 1995 existiert ein EDV-gestütztes Zentralregister, in dem sich alle Personen registrieren lassen können, die einer allfälligen Organentnahme widersprechen wollen. Krankenanstalten, die Organentnahmen durchführen, können rund um die Uhr telefonisch anfragen, ob ein Einspruch abgegeben wurde.

Es wird meistens nicht bedacht, dass eine Blutspende und spätere Bluttransfusion einer Organtransplantation bei einem lebenden Spender gleichzusetzen ist. Der Eingriff der Blutabnahme entspricht dem Tatbestand der Körperverletzung und wird nur deshalb nicht gerichtlich geahndet, weil eine Einwilligung des Blutspenders vorliegen muss.

3.8 Wem gehören Implantate im menschlichen Körper?

Bewertet man alle Implantate gleich, so gehören sie allesamt dem Empfänger. Das beginnt bei ganz kleinen Dingen, wie z. B. Zahnplomben, und endet bei großen und wertvollen Gebilden wie Gelenksprothesen, künstlichen Herzklappen und Herzschrittmachern.

Als Organersatzteile sind sie Bestandteile des menschlichen Körpers geworden und können mit dem Leichnam weder vererbt noch zurückgefordert werden.

Als Faustregel kann gelten: Ersatzteile sind Leichenteile und als solche zu behandeln.

Die gängige Vorgangsweise ist, die Leiche mit ihren Implantaten zu beerdigen.

Achtung: Es bestehen Ausnahmeregelungen für die Kremation, wo z. B. Herzschrittmacher vorher entfernt werden müssen.

3.9 Die Schweigepflicht nach dem Tod des Patienten

Im § 26 des Ärztegesetzes steht:

> » Der Arzt ist zur Wahrung der ihm in Ausübung seines Berufes anvertrauten oder bekannt gewordenen Geheimnisse verpflichtet.
>
> Dies gilt auch nach dem Tod des Patienten im Sinne des Fortwirkens der Persönlichkeitsrechte, d. h. es besteht absolute Verschwiegenheitspflicht und Beachtung des Berufsgeheimnisses. «

Ausnahmen von der Schweigepflicht

- Entbindung von dieser Schweigepflicht durch den Patienten zu Lebzeiten,
- Interesse der öffentlichen Gesundheitspflege oder der Rechtspflege,
- gesetzliche Meldepflicht übertragbarer Krankheiten,
- Mitteilungen an Sozialversicherungen.

Den hinterbliebenen Angehörigen steht das grundsätzliche Recht zu, über Grundleiden und Todesursache des Verstorbenen informiert zu werden.

Die Schweigepflicht gilt nicht nur für den Arzt, sondern auch für seine Helfer und für die Studenten der Medizin.

Helfer sind alle Angehörigen des Pflegedienstes und des Sanitätsdienstes, selbstverständlich schon in der Zeit der Ausbildung.

Wissenstest

1. *Was ist eine Totenbeschau? (3.1)*
2. *Welche Arten von Obduktionen gibt es? (3.2)*
3. *Was versteht man unter Störung der Totenruhe? (3.3)*
4. *Welche Vorfälle müssen der Sicherheitsbehörde angezeigt werden? (3.5)*
5. *Wer kann über einen menschlichen Leichnam verfügen? (3.6)*
6. *Wann ist eine Organentnahme zur Transplantation zulässig? (3.7)*
7. *Was versteht man unter Schweigepflicht? (3.9)*

4 Allgemeine Ursachen und Ausgänge von Krankheiten

4.1 Gesundheit und Krankheit

Gesundheit und Krankheit sind zwei verschiedene Erscheinungsformen des Lebens mit fließenden Übergängen vom einen zum anderen.

- ***Gesundheit* = Zustand völligen körperlichen, seelischen und sozialen Wohlbefindens (Definition der WHO).**
- ***Krankheit* = Folge einer für den Organismus ungünstigen Änderung der biologischen Funktionsabläufe, d. h. eine Störung der körperlichen und geistigen Gesundheit durch Veränderung der geordneten Lebensvorgänge.**

WHO = World Health Organization = Weltgesundheitsorganisation. Besteht seit 1948 als Teil der UNO und hat ihren Sitz in Genf. Hauptaufgabe der WHO ist eine internationale Zusammenarbeit zur Verhütung und Bekämpfung von Volkskrankheiten und Seuchen.

Achtung: Trotz (noch) subjektivem Wohlbefinden kann man bereits (unerkannt) erkrankt sein.

4.2 Pathogenese und Ätiologie

Die Entwicklung und der Ablauf eines krankhaften Geschehens heißt **Pathogenese**.

- **Kausale Pathogenese:** die ursächliche Entstehung eines Krankheitsprozesses.
- **Formale Pathogenese:** strukturelle und funktionelle Veränderungen während des Krankheitsablaufes.

Genesis (griech.) = Entstehung.

Aitia (griech.) = Ursache.

Die eigentliche, eine Krankheit auslösende Ursache wird als **Ätiologie** bezeichnet. Eine Krankheit kann durch eine oder mehrere Ursachen ausgelöst werden. Dabei kann es sich um innere Krankheitsursachen (z. B. Dispositionen) oder um äußere Krankheitsursachen (Umweltfaktoren) handeln.

4.3 Krankheitsursachen

Äußere Krankheitsursachen

- **Belebte äußere Krankheitsursachen:**
  - Krankheitserreger wie z. B. Bakterien, Viren, Protozoen, Pilze, Würmer u. dgl.

► **Unbelebte äußere Krankheitsursachen:**
- Ernährungsstörungen (Nahrungsmangel, Vitaminmangel)
- Mechanische Gewalt
- Chemische Ursachen (Giftstoffe)
- Thermische Faktoren
- Elektrizität, Strahlung
- Allergische Reaktionen auf Umwelteinflüsse

► **Innere Krankheitsursachen**
- Genetische Störungen = Erbkrankheiten
- Disposition = Krankheits-„Anfälligkeit“
- Immunologische Reaktionen
- Endokrine Fehlsteuerungen
- Psychogene Faktoren
- Alter: Altersvorgänge allein sind keine krankhaften Prozesse, jedoch häufig Wegbereiter für die Entstehung von Krankheiten.

endokrin (griech.) = „in das Blut absondernd“. Gemeint ist die Produktion von Hormonen in den entsprechenden Drüsen, etwa der Hypophyse, der Schilddrüse, der Nebenniere u. a.

psychogen (griech.) = aus der Psyche entstanden, seelisch bedingt.

konnatal (lat.) heißt „mit der Geburt“.

kongenital kann auch auf genitus = geboren zurückgeführt werden. Die beiden Fachausdrücke sind mehrdeutig und verwirrend.

endogen (griech.) = im Körper selbst entstanden.

exogen (griech.) = von außen in den Körper gelangt.

intra-uterin (griech.) = im Uterus, der Gebärmutter.

Trauma (griech.) = Verletzung, Gewalteinwirkung.

Ungeklärte Krankheitsursachen

Krankheiten unbekannter Ursache nennt man **idiopathisch** bzw. **essenziell** oder **kryptogen**. Diese Bezeichnungen sind eigentlich nur das Eingeständnis unseres Nicht-Wissens.

Achtung: Der Begriff **angeborene Krankheit** ist mehrdeutig und bezeichnet zunächst lediglich ein „krank geborenes Kind“. Verwendet wird auch der Begriff **konnatale Erkrankungen**, nicht verwendet werden sollte die Bezeichnung „kongenitale“ Erkrankungen, denn sie haben jetzt mit dem Genitale nichts mehr zu tun.

► **Konnatal können sein**
- endogene genetische Störungen, z. B. Spontanmutationen,
- exogene genetische Störungen, z. B. die Auswirkungen radioaktiver Strahlung,
- intra-uterine Infektionskrankheiten, z. B. Röteln während der Schwangerschaft,
- Geburtstrauma, z. B. Asphyxie, Atemnot während des Geburtsvorganges.

4.4 Disposition

Mit Disposition bezeichnet man die Neigung des Organismus, an einer bestimmten Krankheit zu erkranken. Diese Neigung bzw. Bereitschaft kann angeboren oder erworben sein.

Beispiele:

__Störungen der Antikörperproduktion (angeboren oder erworben) führen zu gesteigerter Infektionsanfälligkeit.

__Ein Eiweiß-Mangel reduziert die Abwehrmöglichkeiten des Körpers.

__Bestehende oder durchgemachte Erkrankungen können eine Zweit-Krankheit begünstigen.

__Umweltfaktoren (allgemeine Lebensbedingungen, psychosoziale Faktoren, Ernährung, Hygiene, klimatische Bedingungen) können den Organismus für bestimmte Krankheiten „disponieren", also anfällig machen.

__Altersdisposition, Geschlechtsdisposition.

__Konstitutionelle Disposition.

4.5 Krankheitsverlauf

Eine Krankheit ist ein zwischen zwei Zeitpunkten (Beginn und Ende) ablaufender dynamischer Vorgang.

Man kann sie nach folgenden Kriterien beurteilen:

Nach der zeitlichen Dauer

- **Perakute Erkrankung:** schlagartiger Beginn, kurzer Verlauf.
- **Akute Erkrankung:** rascher Beginn, kurze Dauer.
- **Subakute Erkrankung:** schleichender Beginn.
- **Primär-chronische Erkrankung:** Beginn nicht feststellbar, langsamer Verlauf.
- **Sekundär-chronische Erkrankung:** Übergang einer akut/subakuten Erkrankung in eine chronische Verlaufsform.
- **Rezidivierende Erkrankung:** Wiederauftreten derselben Krankheit.

Nach den Folgen des Verlaufs

- **Einfacher, unkomplizierter Verlauf:** keine Komplikationen und es bleibt auch nichts zurück.
- **Komplizierter Verlauf:** erschwert durch Komplikationen und es bleibt oft etwas zurück.
- **Letaler Verlauf:** die Krankheit endet tödlich.

Nach dem Ende von Krankheiten

- **Heilung:** vollkommene Wiederherstellung.
- **Defektheilung:** nicht normaler Dauerzustand, der jedoch durch die Anpassungsfähigkeit des Organismus weitgehend ausgeglichen werden kann. Dauerndes, nicht völlig behebbares Leiden.

Beispiele:

Eine Narbe im Herzmuskel nach einem verheilten Herzinfarkt ist ein Defekt in der Herzmuskulatur.

Wenn nach einer Nierenentzündung die Harnausscheidung ungenügend ist, so liegt ein Defekt der Nierenfunktion vor.

Bei einer Amputation von Gliedmaßen kommt es zu einem körperlichen Defekt.

- **Rezidiv:** Nach einem zeitlichen Intervall tritt die Krankheit neuerlich auf.
- **Chronische Erkrankung:** Die Krankheit bleibt auf Dauer bestehen.
- **Leiden:** Ein dauernder, die Gesundheit beeinträchtigender Defekt (z. B. eine Narbe im Herzmuskel, eine Amputation von Gliedmaßen u. dgl.).
- **Tod**

Wissenstest

1. *Wie definiert man Gesundheit und Krankheit? (4.1)*
2. *Was versteht man unter Pathogenese bzw. Ätiologie? (4.2)*
3. *Wie erfolgt die Einteilung der Krankheitsursachen? (4.3)*
4. *Was ist eine Disposition zu bestimmten Krankheiten? (4.4)*
5. *Welche Typen eines Krankheitsverlaufes gibt es? (4.5)*
6. *Was ist eine Defektheilung? (4.5)*

5 Der Tod des menschlichen Organismus

Alle Lebensprozesse sind irreversibel, d. h. nicht umkehrbar, und daher endlich. Der Tod bildet das zwangsläufig eintretende Ende des individuellen Lebens.

> **Unterscheide zwischen *Tod* und *Sterben*!**

Es werden vier Phasen des Sterbens unterschieden:

- **Agonie:** Die klinischen Symptome in der Endphase des sterbenden Menschen.
- **Klinischer Tod:** Stillstand von Atmung und Kreislauf, daher ist der Patient scheinbar leblos. Dieser Zustand ist jedoch durch rechtzeitige Reanimationsmaßnahmen reversibel, d. h. ein „klinisch toter Mensch" kann wieder ins volle Leben zurückgeholt werden. Bedenke: Dann kann er nicht tot gewesen sein!
- **Vita reducta = intermediäres Leben:** Die Lebensäußerungen (z. B. auslösbare Reflexe) sind nur durch künstlich-apparative Maßnahmen wie z. B. Beatmungsmaschinen, Sauerstoffzufuhr und elektrische Herzstimulation aufrecht zu erhalten: Das ist häufig bei Patienten der Intensivstation der Fall.
- **Biologischer Tod:** Irreversibler Zusammenbruch der Gesamtfunktion des Gehirns. Man spricht vom Gehirntod.

Zwei Begriffe sind zu unterscheiden:

reversibel = umkehrbar, heilbar.

irreversibel = nicht umkehrbar.

Vita (lat.) = Leben
vital = lebendig

sind zwei häufig gebrauchte Fachausdrücke.

5.1 Gehirntod

> **Gehirntod ist jener Zustand, in dem alle Gehirnfunktionen endgültig zusammengebrochen und irreparabel ausgefallen sind.**
> **Der Gehirntod ist definitionsgemäß der Individualtod des Menschen.**

Beispiel für die eintretenden Schwierigkeiten:

Eine schwangere (gravide) Frau ist nach einem Schädel-Hirn-Trauma gemäß den gültigen Kriterien „gehirntot = tot". Durch künstliche Beatmung und apparative Aufrechterhaltung des Kreislaufes wird das Kind in der Gebärmutter am Leben erhalten. Nach den gesetzlichen Definitionen bedeutet dies: Ein lebendes Kind befindet sich in einer graviden, jedoch toten Mutter.

📖 **Dissoziatio** (lat.) = Trennung. Hier ist die Trennung von funktionslosem Gehirn und (noch) funktionierenden anderen Organen gemeint.

Der **Gehirntod = dissoziierter Tod** (das Gehirn ist irreversibel funktionslos, die übrigen Organe sind noch vital) ist ein Produkt der **Reanimation** und der intensivmedizinischen Maschinenbehandlung. Nach seinem Eintritt ist ein bewusstes menschliches Leben nicht mehr möglich. Der Hirntod entspricht deshalb de facto dem Individualtod, obwohl Herztätigkeit und Kreislauf noch funktionieren.

Zwangsläufig wirft dies zwei Fragen auf:

1. Sind Hirntote Lebende ohne Hirnfunktion?
2. Sind Hirntote Tote mit erhaltenen Körperfunktionen?

Todeszeitpunkt beim Hirntod ist jener, zu dem alle Gehirnfunktionen, die mit heute verfügbaren Methoden registrierbar sind, endgültig zusammenbrechen.

Kriterien für den irreversiblen Gehirntod

📖 **EEG** = Elektroenzephalogramm. Mittels EEG werden die Gehirnströme gemessen. Normalerweise ergibt dies Zacken und Kurven. Wenn keine elektrische Funktion mehr messbar ist, erscheint am Anzeigegerät ein gerader, waagrechter Strich, eine isoelektrische Null-Linie.

📖 **Karotisangiographie** = Röntgenuntersuchung der Gehirnschlagader mittels eines in die A. carotis eingespritzten Kontrastmittels.

📖 **Kornealreflex** (lat.) = Hornhautreflex. Die Hornhaut wird mit einem Wattebausch betupft. Wenn sich darauf das Augenlid nicht reflexartig schließt, ist kein Kornealreflex vorhanden.

- **Isoelektrisches EEG** innerhalb einer Stunde bei kontinuierlicher Ableitung und nach zwölf Stunden bei wiederholter Ableitung.
- **Zirkulationsstillstand** (Kreislaufstillstand) bei Karotisangiographie.
- **Keine Spontanatmung** während mindestens 60 Minuten.
- **Völlige Reflexlosigkeit**: Beide Pupillen weit und lichtstarr, Fehlen des Kornealreflexes.

Die exakte Diagnose des Hirntodes ist besonders wichtig, wenn der Patient als Organspender für Transplantationen herangezogen werden soll. Erst nach Feststellung des Hirntodes darf mit der Organentnahme (Explantation) begonnen werden.

5.1.1 Nah-Tod-Erlebnisse

Es ist völlig unbestritten, dass es in Grenzsituationen des Lebens manchmal Erscheinungen gibt, die traumartig erlebt und für wirkliche Geschehnisse gehalten werden. Von jenen, die uns ein Leben im Jenseits prophezeien, wird dies als der Weg in eine andere Welt dargestellt. Ob das stimmt, darf zumindest bezweifelt werden.

Für einen halbwegs klar denkenden Menschen ist es etwas schwierig, hier logisch zu folgen, denn zunächst muss man wohl sterben, um im „Jenseits" etwas zu erleben. Aber so ganz tot darf man nicht sein, denn wir *erleben* ja etwas. Dieses Erlebte, z. B. dass man sich in einen röhrenförmigen Kanal auf ein Licht zu bewegt, wird gesehen und empfunden, allerdings ohne Hirn, denn dieses ist ja nach dem Sterben tot. Wer aber von diesem „Weg" zurückkehrt, erinnert sich daran, jetzt wieder mit Hirn.

Für das alles haben sich die Begriffe „Nah-Todes-Erfahrung" und Nah-Tod-Erlebnis eingebürgert. Dass es solche Erlebnisse gibt, steht außer Zweifel. Durch Intensivmedizin und Reanimation ist es möglich geworden, immer mehr Menschen aus Grenzsituationen ins Leben zurückzuholen, und diese berichten dann über ihre „Erlebnisse". Aber Erlebnisse dieser Art gibt es erstaunlicherweise und gar nicht selten auch bei anderen Gelegenheiten: in der Narkose, bei Erstickungsanfällen, im Halbschlaf, beim Erwachen oder vor dem Einschlafen und in so genannten Trance-Zuständen. Meist gliedert sich eine Nah-Todes-Erfahrung in drei Stufen, die nacheinander ablaufen.

Austritt des Ich, „Out of body"-Erlebnis.

Das Ich tritt aus dem Körper und nimmt diesen von außen wahr, d. h. man „sieht" meist von oben her seinen eigenen Körper da liegen. Wer hier etwas sieht, bleibt unklar, denn es gibt nur zwei Augen und die bleiben im Körper.

Diese Trennung von Leib und „Seele" ist eine uralte und nicht seltene Erfahrung der Menschen. Viele Leute haben das schon durchgemacht, also „erlebt", und sind nicht gestorben, denn sie konnten darüber berichten.

Ablauf des „Lebenspanoramas", Zeitrafferphänomen

Das Ich erlebt zeitlich gerafft in umgekehrter Reihenfolge, d. h. vom Sterbeerlebnis bis zur ersten Erinnerung zurück, wichtige Ereignisse seines Lebens und bewertet sie moralisch. Bekanntestes Beispiel ist der Absturz im Gebirge, wenn innerhalb von Sekunden unzählige Lebenssituationen wie im Film ablaufen. Viele Bergsteiger haben schon solche Erlebnisse gehabt. Besonders interessant daran ist, dass die Beurteilung des eigenen Lebens in den verschiedenen Kulturkreisen sehr unterschiedlich ist: Ein nepalesischer Sherpa bewertet die Erlebnisse nach anderen Kriterien als ein amerikanischer Hobbybergsteiger.

Licht-Erleben, Verwandlung in eine andere Dimension

Dies ist eine in die Zukunft gerichtete Ich-Ausweitung und wird vor allem als „Licht am Ende eines Tunnels" empfunden. Physikalisch ausgedrückt wäre es der Übergang in eine andere Dimension, medizinisch kennen wir solche veränderlichen Raum-Zeit-Wahrnehmungen bei veränderten Bewusstseinszuständen. Greifen wir als konkretes Beispiel den alternden Menschen heraus, der zunächst die zeitliche und örtliche Orientierungsfähigkeit verlieren kann, zuletzt die Beziehung zur eigenen

Person: Er weiß nicht, wo er sich befindet, er weiß nicht, wie spät es ungefähr ist, schließlich weiß er nicht mehr, wer er eigentlich selbst ist. Er ist dies zweifellos eine Verwandlung des „Ich“, ein solcher Zustand ist aber nicht sehr erstrebenswert.

Wie können solche Erlebnisse im Gehirn entstehen?

Formal sind die Nah-Tod-Erlebnisse für alle Menschen dieser Erde gleich. Gläubige und Atheisten machen die gleichen Erfahrungen, die Details sind in den verschiedenen Kulturräumen jedoch unterschiedlich.

Gläubige Christen sehen Jesus, während Hindus ihre Gottheiten treffen, Afrikaner sehen Steppenlandschaften, Inder dagegen einen Lotushain. Es gibt Berichte, wonach Christen den heiligen Petrus an der Himmelspforte gesehen haben wollen, aber es gibt bisher keinen berichteten Fall, in dem ein gläubiger Mensch eine Gottheit aus einer anderen Religion gesehen hätte: der Mohammedaner trifft nicht Jesus, der Buddhist nicht Mohammed.

Natürlich haben sich Zauberer, Priester und Religionsgemeinschaften dieser Phänomene angenommen und sie für ihre Zwecke eines Heilsversprechens nach dem Tode eingesetzt. Es ist wirklich eindrucksvoll und aufwühlend, wenn ein Betroffener über solche Erlebnisse berichtet. Jedoch sollte man bei aller Begeisterung und Jenseitszuwendung nicht vergessen, dass all diese Phänomene auch an jungen, gesunden Versuchspersonen experimentell ganz einfach zu erzeugen und also ohne Sterbensumstände nachvollziehbar und wiederholbar sind.

Durch experimentelle Einschränkung des Blutkreislaufes wurde an jungen Menschen ein Sauerstoffmangel im Gehirn erzeugt. Dieser bestand bis zu 22 Sekunden, die Versuchspersonen wurden bewusstlos. Nach dem Wiedererwachen berichteten sie einhellig über „Out of body“-Eindrücke, Lebensrückblicke, Licht- und Tunnelerscheinungen, den Übertritt in eine andere Welt, Stimmen- und Gesichtererkennen, Wohlgefühl und Schmerzlosigkeit.

Diese Experimente zeigen, dass solche Erlebnisse nicht an das Sterben und an ein Jenseits gebunden sind, sondern durch Sauerstoffmangel im Gehirn erzeugt werden können. Auch bei Drogenkonsum, z. B. LSD, können derartige Erlebnisse auftreten.

Im Zustand des Sauerstoffmangels schaltet das Betriebssystem des Gehirns um. Im System der Neuronen (Nervenzellen) kommt es zu unkontrollierten, zufälligen Entladungen. Je nachdem, wo dieses „Feuern der Neuronen“ auftritt, ergeben sich unterschiedliche Effekte. Geschieht dies im Schläfenlappen, so werden Schwebe- und Fliegererfahrungen, blitzartige Rückblenden und Gefühle religiösen Inhalts hervorgerufen.

Im Sehsystem des Gehirns sind die Zellen so organisiert, dass viele das Zentrum des Sehfeldes versorgen und weit weniger die Peripherie. Wenn nun alle Zellen nachdem Zufallsprinzip feuern, entsteht der Eindruck von „hell" in der Mitte und „dunkel" an den Rändern. Das ist der Ursprung des Tunnelphänomens. Optische Eindrücke werden nicht mehr direkt aufgenommen und verarbeitet, sondern im Geflecht der Neuronen gleichsam konstruiert. Es können Phänomene entstehen, die so ähnlich wirken wie am Computerschirm dreidimensional dargestellte und bewegte Bilder. So wird auf einmal die Sichtweise umgedreht und es kommt zum „Out of Body"-Erlebnis und der Sicht von oben herab auf den eigenen Körper.

Nah-Todes-Erfahrungen entstehen im noch lebenden Gehirn und sind nicht unbedingt ein Blick in ein anderes „Leben" nach dem Sterben. Da das Sterben individuell völlig unterschiedlich abläuft, kann nicht generell auf solche Erlebnisse gehofft werden. Diese einfachen, experimentell jederzeit reproduzierbaren Phänomene zu religiös-ideologischen Zwecken zu missbrauchen, ist unredlich.

„Nah-Todes-Erfahrungen" haben mit dem Tod nichts zu tun, die Bezeichnung ist irreführend. „Erlebt" man etwas, so arbeitet das Gehirn und wir können uns erinnern. Sterben wir, so stirbt auch das Gehirn, und wir haben kein Organ mehr, um weiter sehen, fühlen und vor allem uns erinnern zu können. Wenn wir uns an nichts erinnern, so haben wir nichts davon, denn wir wissen ja dann von einer Sekunde auf die andere nicht, was geschieht. Desgleichen ist auch ein Schlaf ohne Traum nicht sehr interessant, denn wir erinnern uns nicht.

Warum sind Nah-Tod-Erlebnisse so eindringlich und im Bewusstsein so erfolgreich? Sie verdrängen die Angst vor dem Tod, wirken beruhigend, was Sinn und Zweck des Lebens angeht, und werden von unserem Gehirn als „Wahrheit" akzeptiert, weil wir an solche Aussichten glauben wollen. Wenn man eine wunderbare Nah-Todes-Erfahrung gemacht hat, so bedeutet dies doch, dass man ein guter Mensch ist und schon fast in den Himmel gekommen wäre. Und das wollen doch alle!

Pflegehinweis

Etwa fünf Prozent der Menschen haben „Nah-Tod-Erlebnisse" bei den verschiedensten Gelegenheiten, d. h. so selten sind diese Ereignisse nicht. In der Narkose und bei Reanimationsmaßnahmen treten diese Erlebnisse immer wieder auf, man kann im Pflegedienst durchaus Personen begegnen, die über solche Ereignisse berichten. Sie sind glaubwürdig und erklärbar.

5.2 Sterben als Prozess

Der Vorgang, der zum biologischen Tod führt, wird als Sterben bezeichnet. Sterben ist das letzte Lebenszeichen, wobei die Funktionen verschiedener lebenswichtiger Systeme (Herz, Kreislauf, Gehirn, Atmung) entweder gleichzeitig oder nacheinander zusammenbrechen. Das Ende des Sterbens ist der biologische Tod (→ Abbildung 3).

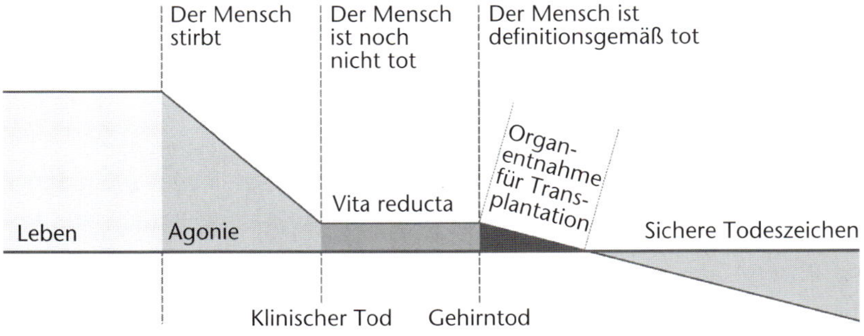

Abbildung 3: Die vier Phasen des Sterbens: 1. Agonie, 2. Klinischer Tod, 3. Vita reducta (nur unter Behandlungsbedingungen der Intensivstation möglich), 4. Gehirntod = biologischer Tod.

Sterben ist ein Prozess mit einem fließenden Übergang zwischen Leben und dem irreversiblen Zustand des Todes.

Biologisch betrachtet kann daher niemand – durch welche Maßnahmen auch immer – aus dem Tod wieder zurückgeholt werden. Jeglicher Auferstehungsglaube muss sich daher auf „Wunder" berufen.

5.2.1 Ursachen des Todes

Einteilung der Todesursachen

- **Versagen einer oder mehrerer lebensnotwendiger Funktionen auch bei bis dahin tatsächlicher oder scheinbarer Gesundheit.**

Beispiel:

Verschluss einer Herzkranzarterie durch ein Blutgerinnsel mit nachfolgendem akutem Myokardinfakrt = Herzversagen.

- **Versagen einer lebensnotwendigen Funktion im Verlauf einer zwingend zum Tode führenden Krankheit.**

Beispiel:

Nierenversagen bei einer doppelseitigen Nierenentzündung → Urämie (Harnvergiftung).

- **Fortschreitender biologisch oder pathologisch bedingter Kräfteverfall.**

Beispiel:

Marasmus senilis im hohen Greisenalter, Kachexie bei kräftezehrenden Erkrankungen. Am Ende der Vorgänge des harmonischen Alterns – wenn alle Organe gleichmäßig altern – steht der Tod an Altersschwäche. Es handelt sich um das Erlöschen des Lebens, welches der Philosoph ARTHUR SCHOPENHAUER (1788–1860) so charakterisierte: „Diese Menschen sterben gar nicht, sie hören nur auf zu leben."

Marasmus senilis = Altersbedingter Schwächezustand, Eiweiß-Energie-Mangel-Syndrom.

Kachexie (griech.) = Auszehrung.

Unterteilung des natürlichen Todes

- **Langsamer und vorhersehbarer Tod:** Das Nahen des Todes und die immer deutlicher werdenden Anzeichen sind zu beobachten, der Mensch ist längere Zeit krank.
- **Plötzlicher Tod:** Die Todeskrankheit beginnt abrupt, das Sterben dauert maximal wenige Stunden.
- **Plötzlicher, aber nicht unerwarteter Tod:** Ein schweres Grundleiden war bekannt, z. B. eine Herzkranzgefäßarteriosklerose und ein bereits einmal durchgemachter Herzinfarkt – der Patient gehört einer bekannten Risikogruppe an.
- **Plötzlicher, unerwarteter Tod:** Grundleiden bzw. Risikofaktoren waren nicht bekannt, der Patient hatte keine erkennbaren Krankheitssymptome.

Beispiel:

Platzen einer Hirnarterie (Aneurysma), akute Herzinsuffizienz bei Herzmuskelentzündung.

- **SIDS = sudden infant death syndrome = plötzlicher Kindstod:** Innerhalb des ersten Lebensjahres versterben etwa zwei von 1000 Kindern, wobei auch mittels Obduktion nicht zu klären ist, wodurch der Tod eigentlich verursacht wurde. Es gibt viele Theorien dazu, jedoch keine Klarheit; ein vorbeugender (prophylaktischer) Schutz ist bisher nicht möglich.

5.2.2 Grundleiden und Todesursache

Die beiden Begriffe „Grundleiden" und „Todesursache" sind streng auseinander zu halten.

- ***Grundleiden* ist diejenige Krankheit, welche über den Weg von Komplikationen zur Todesursache führt.**

► ***Todesursache* ist der Auslöser des Versagens eines oder mehrerer lebensnotwendiger Organfunktionen.**

Grundleiden und Todesursache sind häufig kausal miteinander verknüpft, z. B. Herzkranzgefäßarteriosklerose → Arterienverschluss durch ein Blutgerinnsel → Myokardinfarkt → Herzversagen.

Ein Tod ohne Grundleiden erfolgt z. B. bei einem Unfall oder Gewaltverbrechen.

5.2.3 Sterbenstypen

So wie es nicht die Krankheit schlechthin gibt, gibt es auch kein Sterben schlechthin, sondern verschiedene Sterbenstypen.

Linearer Sterbenstyp

Häufigkeit 34 Prozent. Aus einem Grundleiden entwickelt sich direkt (linear) eine Abfolge von Ereignissen und Komplikationen, die zum Versagen eines lebensnotwendigen Organs führen. Es handelt sich also um eine lineare Kausalkette mit organspezifischer Todesursache.

Beispiel:

__Wladimir Iljitsch Uljanow, genannt Lenin (1870–1924). Er litt an Bluthochdruck und dadurch unter verfrüht und verstärkt auftretender Hirnarteriensklerose. Durch Verschlüsse von Hirnarterien kam es zu wiederholten (rezidivierenden) Schlaganfällen (Hirninfarkten), wobei der letzte das Gehirn so weit zerstörte, dass der Tod eintrat.
Die Kausalkette sah in diesem Fall folgendermaßen aus:
Bluthochdruck → Hirnarteriensklerose → rezidivierende Schlaganfälle → Tod.

divergieren (lat.) = auseinander gehen.

Divergierender Sterbenstyp

Häufigkeit 30 Prozent. Von einem Grundleiden ausgehend kommt es zu einer Schädigung mehrerer Organe (divergierend), die in der Gesamtheit den Tod auslöst. Auch die Einwirkung von Medikamenten ist hier zu berücksichtigen.

Beispiel:

__Sigmund Freud (1856–1939). Er erkrankte 1923 an Mundhöhlenkrebs und musste sich während der letzten 16 Jahre seines Lebens zahlreichen Operationen unterziehen. Der Tumor zerstörte schließlich den Kieferknochen und die Haut, es war ihm danach unmöglich, normal zu essen. Eine Wundinfektion verbreitete üblen Geruch. Nach zwei Morphiuminjektionen zur Schmerzlinderung trat der Tod ein.

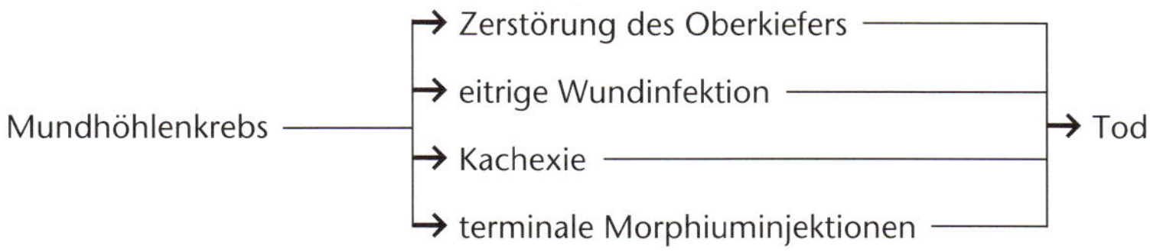

Konvergierender Sterbenstyp

Häufigkeit 20 Prozent. Es bestehen mehrere Krankheiten bzw. Risikofaktoren. Durch Summation der Störungen und Schädigungen kommt es zum Versagen eines lebensnotwendigen Organs.

Beispiel:

__Ludwig van Beethoven (1770–1827): Seit seiner Jugend hatte er chronische Verdauungsbeschwerden. Dies, zusammen mit erhöhtem Alkoholkonsum, Ernährungsfehlern und einer Leberentzündung (Hepatitis), führte zu einer schweren Leberschädigung, schließlich zur Leberzirrhose. Er starb am Zusammenbruch der Leberfunktion.

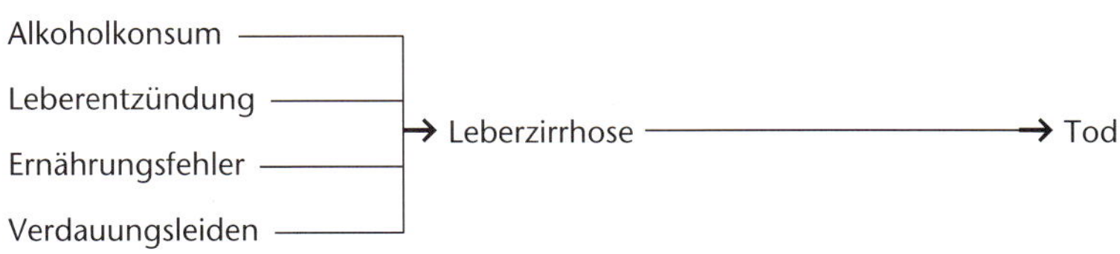

Komplexer Sterbenstyp

Häufigkeit sieben Prozent. Es bestehen mehrere Grundleiden, die zu einer oder mehreren konkurrierenden Todesursachen führen, die sich gegenseitig auch beeinflussen können, sodass der Tod durch Wechselwirkung mehrerer Schädigungen eintritt.

Beispiel:

__Ignaz Semmelweis (1818–1865). Er erkrankte – als Spätfolge einer Syphilisinfektion – an einer Gehirn- und Rückenmarksdegeneration (Progressive Paralyse und Tabes dorsalis). Nach einer Fingerverletzung und darauf folgender Wundeiterung kam es zum Eindringen von Bakterien ins Blut und Eiterabsiedelungen in verschiedene Organe (Septikopyämie).

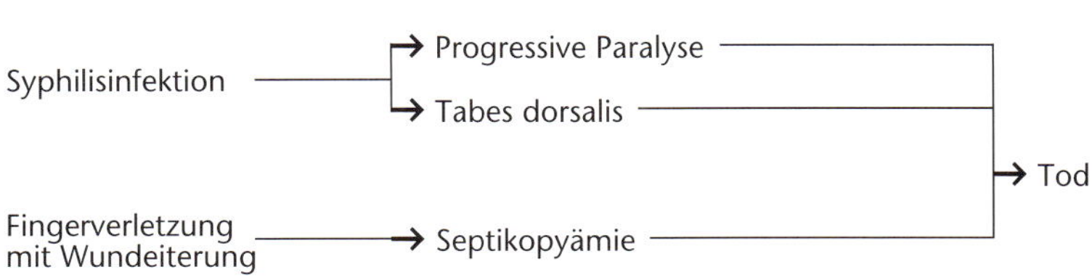

Pflegehinweise für den Umgang mit Sterbenden

Das Wichtigste bei der Pflege eines Sterbenden ist praktizierte Humanität, wir können ihm nichts Besseres bieten als Begleitung. Der Sterbende muss (unaufdringlich und unauffällig) zum Mittelpunkt unseres Interesses und unserer Bemühungen werden.

Dazu gehören

- Berührung.
- Zuhören.
- Achten auf eventuelle religiöse Wünsche oder Ablehnung von religiösem Beistand, niemand soll gezwungen werden, einen Geistlichen zu empfangen.
- Schmerzfreiheit ermöglichen: Der Sterbende soll nicht ständig um Medikamente bitten müssen.
- Befreiung von Unruhe: Besonders wichtig ist es, dem Sterbenden einen ruhigen Schlaf zu ermöglichen.
- Vermeiden von Durst: Eine Infusion ist das beste Mittel gegen Durst; die Mundhöhle soll feucht gehalten werden; ein Sterbender leidet praktisch nie unter Hunger.
- Körperliche Sauberkeit.
- Die Verhaltensweisen des Sterbenden sollen akzeptiert werden, es ist wichtig, ruhig zu bleiben und nicht gereizt zu reagieren. Man soll dem Sterbenden zwar Hoffnung zubilligen, aber keine Illusionen unterstützen. Wichtig ist es auch, Letzte Wünsche und Anweisungen schriftlich festzuhalten.

5.2.4 Körperliche Symptome als Zeichen des nahenden Todes

- **Veränderung der Atmung:** Beschleunigung, Rasseln, Gurgeln, längere Atempausen.
- **Sinken der Körpertemperatur:** kalte Arme und Beine.
- **Blutdruckabfall:** schneller, schwacher Puls.
- **Zunehmende Bewusstseinstrübung:** Der Sterbende wird teilnahmslos. Achtung: Der Gehörsinn bleibt am längsten erhalten, daher ist es wichtig zu bedenken, was man sagt.
- **Weiße Nasenspitze**, blasse oder bläuliche Gesichtshaut, das Gesicht verliert seinen individuellen Ausdruck.
- **Pupillen** reagieren immer schwächer auf Licht.
- **Offener Mund, kalter Schweiß.**

Der Mensch ist im Umgang mit Sterbenden nicht unbegrenzt belastbar und nicht zu uneingeschränktem Mitgefühl fähig. Aggressionen gegenüber Sterbenden kommen vor.

Behandle einen Sterbenden so, wie du selbst behandelt werden möchtest.

5.2.5 Feststellung des Individualtodes

Unter normalen Bedingungen – ohne künstliche Aufrechterhaltung von Atmung und Kreislauf – sind die klassischen Kriterien des Individualtodes für die Diagnose des Todes ausschlaggebend:

- Stillstand der Atem- und Herztätigkeit,
- Aufhören der Reflexe,
- Eintritt der Totenflecke und Totenstarre.

Die Todesfeststellung kann anhand dieser gültigen Todeszeichen allerorts und durch jeden Arzt erfolgen.

Die Praxis

- **Feststellung des Stillstandes der Herz-Kreislauf-Funktion:** kein tastbarer oder hörbarer Arterienpuls, keine nachweisbaren Herztöne, keine elektrische Aktivität im EKG, am Anzeigegerät erscheint nur eine Null-Linie.
- **Feststellung des Atemstillstandes**: keine Atemexkursionen.
- **Feststellung des Stillstandes der Funktionen des Zentralnervensystems:** kein Kornealreflex (→ Seite 42) bei Berühren der Hornhaut, kein Pupillenreflex bei Lichteinfall, weite, lichtstarre Pupillen.
- **Nachweis der sicheren Todeszeichen:** Ausschließlich die sicheren Todeszeichen sind für den eingetretenen Tod beweisend.

Die Problematik des Gehirntodes (→ Seite 41 f.) bei künstlicher Beatmung spielt lediglich in intensivpflegerischen Stationen eine – dann allerdings bedeutende – Rolle.

5.2.6 Sichere Todeszeichen

Die äußerlich feststellbaren, sicheren Zeichen des eingetretenen Todes sind:

- **Totenflecke,**
- **Totenstarre,**
- **Totenkälte (ist in der Praxis problematisch, da sie mit Unterkühlung verwechselt werden kann!).**

> Fäulnis – grünliche Fäulnisflecken – zuerst am Bauch – eigenen Geruch → bräunlich
> Hornhauttrübung

Totenflecke

So wird die blaurote bis rotviolette, fleckig zusammenlaufende Verfärbung der Haut in den „abhängigen", d. h. unten liegenden, Körperpartien genannt (→ Abbildung T5, Seite 186).

Entstehung: Nach dem Kreislaufstillstand sinkt das Blut entsprechend der Schwerkraft aus den höher gelegenen Regionen des Körpers in die tiefer gelegenen ab. Somit werden höher gelegene Körperteile blutarm und blass, die tiefer gelegenen blutreich, die Haut in diesem Bereich zeigt eine typische blaurote bis rotviolette Verfärbung. Druck auf die Haut verhindert die Bildung der Totenflecke: An Körperstellen, die aufliegen, fehlen sie, „ausgespart" sind die Totenflecke daher im Bereich der Schulterblätter, am Gesäß, an den Waden und stellenweise an den Armen.

Farbvariationen: Normalerweise sind die Flecken blaurot bis rotviolett. Die Farbe der Totenflecke kann durch Veränderungen des Blutfarbstoffes verändert werden: Bei einer Kohlenmonoxidvergiftung (durch die Eigenfarbe des CO-Hämoglobins) und Erfrierung sind sie hell kirschrot.

Zeitliches Auftreten: Die Totenflecke zeigen charakteristische Merkmale, abhängig davon, wie viel Zeit seit dem eingetretenen Tod verstrichen ist.

- Die ersten Totenflecke treten nach 20 bis 30 Minuten ein: bei Rückenlage zuerst an den seitlichen Halspartien und am Nacken.
- Am ganzen Körper treten sie innerhalb einer halben bis zwei Stunden auf.
- Innerhalb der ersten sechs Stunden sind die Totenflecke noch vollständig umlagerbar, d.h. sie verschwinden bei Umlagerung der Leiche von der ursprünglichen Position in eine andere und bilden sich an den jetzt „abhängigen Partien" neu aus: Das nennt man das „Wandern" der Totenflecke. „Doppelte" Totenflecke – an abhängigen Partien und auf der Gegenseite – bedeuten, dass die Lage der Leiche innerhalb von sechs bis zwölf Stunden verändert wurde (Umwenden). Solche Beobachtungen sind vor allem für die Gerichtsmedizin bei Leichenfunden am Tatort wichtig.
- Nach 12 bis 14 Stunden sind die Totenflecke nicht mehr umlagerbar.

Durch Auspressen des Blutes aus den Kapillaren (Druck mit dem Finger) kann man die Totenflecke so lange „wegdrücken", bis es durch Eindickung des Blutes in den Gefäßen zunehmend unmöglich wird, die Blutsäule zu bewegen: Die Totenflecke sind dann „fixiert". Nach 20 bis 30 Stunden kann man Totenflecke nicht mehr wegdrücken.

Totenstarre

Nach dem Tod erstarren Skelett-, Herz- und glatte Muskulatur, weil die Muskelproteine unter Verlust der Gleitfähigkeit abgebaut werden (→ Abbildung T6, Seite 186).

Zeitliches Auftreten: Die Starre der Muskulatur und damit der Gelenke tritt in der Position ein, in der sich der Verstorbene beim Eintritt des Todes befunden hat. Da im Allgemeinen die Beugemuskulatur stärker ausgebildet ist als die Streckmuskulatur, kommt es zu einer Verstärkung der Beugestellung etwa an den Fingergelenken: Dies macht es unmöglich, „einer Leiche die Hand zu schütteln". Das Vorhandensein der Totenstarre wird geprüft, indem man versucht, an der Leiche verschiedene Gelenke zu bewegen: Unterkiefer, Ellbogen, Finger, Knie, Zehen.

- An einzelnen Stellen beginnt die Muskelstarre zwei bis drei Stunden nach dem Tod.
- Vollständig ausgebildet ist die Totenstarre nach vier bis sechs Stunden.
- Wo die Totenstarre zuerst auftritt, ist abhängig von der Lage der Leiche (höher gelegene Partien erstarren früher als tiefer gelegene – also umgekehrt zu den Totenflecken) und von eventuell geleisteter Muskeltätigkeit (beanspruchte Muskeln erstarren früher).

Die spontane Lösung der Totenstarre erfolgt durch Zerfall der Muskeleiweißkörper, beginnend etwa nach 48–60 Stunden.

> *NYSTEN'sche Regel*
>
> **Die Totenstarre beginnt am Schädel (Lid- und Kiefermuskulatur), dann „absteigend" → Schultergürtel → Arme → Beine. Die Lösung der Totenstarre geschieht in derselben Reihenfolge.**

Totenkälte

Die Totenkälte ist in der Praxis kein sicheres Zeichen des Todes. Im Gegenteil, die häufigsten Irrtümer entstehen dadurch, dass bei Unterkühlung ein bereits eingetretener Tod angenommen wird!

Die Abkühlung des toten menschlichen Körpers verläuft durch eine Angleichung an die Außentemperatur, danach geht die Abkühlung infolge der Verdunstung an der Körperoberfläche jedoch noch weiter.

5.2.7 So genannte „Leichengifte"

Beim Eiweißzerfall entstehen im Leichnam viele beim Lebenden nicht vorkommende Substanzen. Diese stinken zwar, ihre Bezeichnung als „Leichengifte" ist jedoch irreführend, da es spezielle Leichengifte nicht gibt. Eine lebensbedrohende Giftwirkung kommt diesen Stoffen nicht zu, insbesondere wirken sie weder über Hautkontakt noch über Einatmung. Lediglich bei Verschlucken (orale Aufnahme) könnte unter Umständen mit einer Wirkung ähnlich wie bei verdorbenem Fleisch gerechnet werden.

> **Spezifische, postmortal entstehende „Leichengifte" gibt es nicht.**

Es besteht allerdings die Gefahr einer Infektion durch Leichen von Personen, die an Infektionskrankheiten verstorben sind (z. B. Sepsis, Tuberkulose, Salmonellosen, Hepatitis, AIDS u. a.).

5.3 Der so genannte Scheintod

Als Scheintod bezeichnet man den Zustand eines Organismus, bei dem die Lebensfunktionen auf ein derartiges Minimum herabgesetzt sind, dass der Eindruck eines Leblosen erweckt wird.

Wichtig: In diesem Fall gibt es keine Totenflecke und keine Totenstarre!

Ursachen für einen scheintod-artigen Zustand

> *Merkwort AEIOU*
>
> *A* **Alkohol**
> **Anämie (großer Blutverlust)**
> **Azeton (Coma diabeticum)**
>
> *E* **Epilepsie**
> **Elektrizität (auch Blitzschlag)**
>
> *I* **Injury (Schädel-Hirn-Trauma)**
> **Intoxikation (Schlafmittel)**
>
> *O* **Opiate (Suchtmittel)**
>
> *U* **Unterkühlung**
> **Urämie**

metabolisches Koma = Zusammenbruch des Stoffwechsels mit Bewusstlosigkeit.

Von praktischer Bedeutung sind dabei vor allem die Unterkühlung in Kombination mit Alkohol und zentralnervös-dämpfenden Pharmaka, Vergiftungen sowie ein metabolisches Koma.

5.4 DNR-Verfügung des Patienten

Jeder Patient kann im Falle eines akuten, lebensbedrohlichen Ereignisses (meist ist es ein Herzstillstand) die Wiederbelebungsmaßnahmen ablehnen. Dafür wird die Bezeichnung DNR = „Do not resuscitate" verwendet. Eine DNR-Verfügung muss vom Patienten ausgesprochen und mit dem behandelnden Arzt vereinbart werden. Diese Verfügung ist in der Krankengeschichte zu dokumentieren. Wenn gewünscht, kann der Patient ein Armband tragen, auf dem sein Wunsch vermerkt ist.

Resuscitation (engl.) = Wiederbelebung.

DNR-Verfügungen sind als Patientenwunsch zu respektieren.

Entscheidungen darüber fallen in den Aufgabenbereich des Arztes, nicht des Pflegepersonals.

Wissenstest

1. *Was ist der Unterschied zwischen Tod und Sterben? (5., 5.2)*
2. *Was ist der Unterschied zwischen klinischem und biologischem Tod? (5.)*
3. *Wie definiert man den Hirntod? (5.1)*
4. *Was sind Nah-Tod-Erlebnisse? (5.1.1)*
5. *Welche Typen von Todesursachen gibt es? (5.2.1)*
6. *Was bedeutet SIDS? (5.2.1)*
7. *Was ist der Unterschied zwischen Grundleiden und Todesursache? (5.2.2)*
8. *Welche Symptome sind ein Zeichen des nahenden Todes? (5.2.4)*
9. *Wie stellt man den Tod fest? (5.2.5)*
10. *Was sind sichere Todeszeichen? (5.2.6)*
11. *Wodurch und in welchem Zeitraum entstehen Totenflecke? (5.2.6)*
12. *Wodurch und in welchem Zeitraum entsteht die Totenstarre? (5.2.6)*
13. *Existieren Leichengifte? (5.2.7)*
14. *Welche Ursachen für einen Scheintod gibt es? (5.3)*
15. *Was ist eine DNR-Verfügung? (5.4)*

Unsichere Todeszeichen!

- Pulslosigkeit
- keine Atmung, kein Kreislauf

TEIL II –

Allgemeine Pathologie als Grundlage einer allgemeinen Krankheitslehre

6 Die historische Entwicklung der Pathologie

Gegenwart und Zukunftsperspektiven der Medizin kann nur derjenige wirklich verstehen, der auch die geschichtliche Entwicklung dieses Faches kennt.

Denn: Nur dadurch, dass wir auf den Schultern unserer wissenschaftlichen Vorfahren stehen, erscheinen wir uns selbst so groß und blicken wir jetzt so weit!

> **Die Geschichte der Pathologie ist so alt wie die Heilkunde selbst, denn die Aufgabe der Pathologie – Wesen, Ursachen und Ablauf der Krankheiten aufzuklären – ist ein Fundament der Medizin.**

6.1 Die Geschichte der Pathologie als Krankheitslehre

6.1.1 Magisch-religiöse Frühmedizin

Die frühesten Vorstellungen über das Wesen der Krankheiten waren magisch-religiöser Art. Konnte man die Krankheiten ihrer Ursache nach erklären, z. B. Zustände nach Verletzungen, so wurde dies als verständlich akzeptiert. Mit den natürlichen Sinnen unerklärbare Krankheitserscheinungen, z. B. Krankheiten aus inneren Ursachen, erhielten den Charakter von etwas Unheimlichem, Bedrohlichem – es entstand Angst. Der geängstigte Mensch verknüpfte dies mit Mächten, die ihm die Krankheiten schickten: Götter, Dämonen, Zauberer, Ahnen. Dagegen entwickelte man Heilrituale, Gegenzauber, Ahnenkult und Seelenvorstellungen – sowie den Beruf des Heilkundigen als Medizinmann und Medizinpriester. Damit lag lange Zeit die Ausübung der Medizin in den Händen so genannter „Priesterärzte“, bei denen sich aus der Erfahrung der Opferschau gewisse anatomische Kenntnisse angesammelt hatten.

6.1.2 Die Medizin in den antiken Hochkulturen

Die Medizin der Babylonier, Assyrer, Perser, Ägypter und frühen Griechen muss als **vorwissenschaftliche Periode der Krankheitslehre** angesehen werden. Obwohl bei den Ägyptern durch den Brauch des Einbalsamierens die Leichen nach bestimmten Vorschriften geöffnet wurden, sind keine anatomischen Erkenntnisse gewonnen oder pathologisch-anatomische Befunde erhoben worden.

Beispiele für die rein spekulative Anatomie der Ägypter:

- Als Mittelpunkt des Körpers galt das Herz, von welchem sämtliche Gefäße ausgingen. Durch diese Gefäße würden Luft, Blut, Wasser sowie Nahrungs- und Ausscheidungsprodukte transportiert. Aber auch Krankheitsstoffe sollten auf diesem Weg zu den einzelnen Organen gelangen und sich dort absiedeln.
- Ein feiner Nerv führte ihrer Vorstellung nach vom Herzen direkt zum vierten Finger der linken Hand (nicht aber der rechten). Dieser Finger hieß deshalb noch bei den Anatomen des Mittelalters „digitus cordis". Da das Heiraten eine Herzensangelegenheit ist oder sein soll, schmückt man diesen Finger. Der Finger der rechten Hand hieß „digitus medicus", da mit demselben die Heilkundigen ihre Arzneikompositionen zu mischen pflegten.
- Das Herz des Menschen nimmt, so dachten sie, von Geburt an jährlich um vier Gramm Gewicht zu; dies bis zum 50. Lebensjahr und von da an jährlich ebensoviel wieder ab. Deshalb könne der Mensch nicht über hundert Jahre alt werden.

📖 **Digitus** (lat.) = Finger, **Cor** (lat.) = Herz. Digitus cordis heißt „Finger des Herzens", „Herzfinger".

Der Glaube, dass die Seelen der Verstorbenen so lange vor den Toren der Unterwelt herumirren müssten, bis ihre Leiber beerdigt wären, machte es den Griechen unmöglich, anatomische Forschung zu betreiben. Auch bei den Juden war die Sektion von Leichen als Schändung der Verstorbenen strengstens untersagt.

Dabei dürften bereits nicht nur religiöse, sondern auch hygienische Gründe maßgebend gewesen sein.

6.1.3 Die griechische Zeit

Der Übergang von mystischen Krankheitsvorstellungen in eine wissenschaftlich begründete Heilkunde vollzog sich allmählich und fließend. Der entscheidende Schritt bestand darin, dass die Menschen begannen, nach den allgemeinen Naturgesetzen zu fragen.

📖 **HIPPOKRATES** (460–370 v. Chr.), griechischer Arzt, gilt als Begründer der wissenschaftlichen Medizin. Der Hippokratische Eid ist jener Grundsatztext, den Hippokrates formuliert hat und der bis heute als Definition der Ethik des ärztlichen Handelns gilt.

Für die abendländische Kultur begann das Nachdenken über diese Fragen mit der griechischen Naturphilosophie (ca. 600–450 v. Chr.). Ohne die griechischen Vorläufer würde es die moderne Medizin nicht geben. Es ist kein Zufall, dass die medizinische Terminologie weitgehend auf dem Griechischen basiert.

Für die Schule des HIPPOKRATES V. KOS (460–377 v. Chr.) gibt es keinen Hinweis auf pathologisch-anatomische Kenntnisse, die aus Obduktionen gewonnen wurden.

Die Verdienste der Hippokratiker liegen in einem genauen vergleichenden Beobachten der Krankheitszeichen und des Krankheitsverlaufes sowie dem Versuch einer allgemeinen Krankheitslehre, die auf einer rein natürlichen Begründung der Medizin unter Ablehnung aller übersinnlichen Krankheitsursachen beruht.

Als Grundstoffe des Organismus wurden aufgefasst:

Die Elemente

- Feuer (Wärme)
- Wasser (Feuchtigkeit)
- Luft (Kälte)
- Erde (Trockenheit)

Die Kardinalsäfte

- Blut (warm und feucht, aus dem Herzen)
- Schleim (kalt und feucht, aus dem Gehirn)
- gelbe Galle (warm und trocken, aus der Leber)
- schwarze Galle (kalt und trocken, aus der Milz)

Das Wesen der Krankheiten wurde als Störung der normalerweise harmonischen Säftemischung erklärt. Wegen der dominierenden Rolle, die die Flüssigkeiten = Humores spielten, nennt man diese Krankheitslehre **Humoralpathologie**.

Humor (lat.) = Flüssigkeit.

Das Motto der hippokratischen Therapie war ein klassischer Satz, der bis in die Gegenwart zu beachten ist: „Zwei Dinge muss sich der Arzt vor Augen halten: zu nutzen oder wenigstens nicht zu schaden.“

Der Hippokratische Eid war das Statut der Ärzteschule von Kos. Er ist der bedeutendste Text medizinischer Ethik, eine Richtschnur ärztlichen Handelns. Der Eid wird in der Gegenwart nicht mehr geschworen, eine Berufung auf ihn hat nur ideellen Charakter.

6.1.4 Die römische Zeit

Mit der beginnenden Weltherrschaft der Römer wurde der Schwerpunkt der medizinischen Wissenschaften nach Rom verlegt.

Galenos von PERGAMON (130–201 n. Chr.), auch GALEN genannt, griechischer Arzt in Rom, begründete ein einheitliches medizinisches System und die Arzneimittellehre.

Im zweiten Jahrhundert n. Chr. tauchte ein griechischer Arzt in Rom auf, der für die Medizin der nächsten tausend Jahre richtungsweisend sein sollte: GALENOS VON PERGAMON (130–201 n. Chr.), kurz GALEN genannt. Am Höhepunkt seiner Karriere wurde er Leibarzt von Kaiser MARC AUREL (121–180 n. Chr.), der in Vindobona, also in Wien, gestorben ist. GALEN fasste die medizinischen Erfahrungen und Erkenntnisse zu einem einheitlichen System zusammen und wurde zur bedeutendsten ärztlichen Persönlichkeit der Antike nach Hippokrates. Er übernahm die Lehre von den vier Elementen und den vier Kardinalsäften, räumte jedoch dem Blut eine absolute Vormachtstellung ein. Durch das Überwiegen je eines der Säfte sollten auch die vier Temperamente bedingt sein.

Die vier Temperamente

- Sanguiniker
- Choleriker
- Melancholiker
- Phlegmatiker

Galens Therapie war schematisch, es wurden z. B. gegen „heiße" Krankheiten „kalte" Mittel angewendet und umgekehrt: contraria contrariis.

1500 Jahre später entwickelte der deutsche Arzt Samuel Hahnemann ein gegensätzliches Behandlungsprinzip: *similia similibus curentur*, d. h. Ähnliches solle durch Ähnliches geheilt werden. Ein Mittel könne in größerer Dosis eine Krankheit erzeugen, in kleinerer Dosis eingenommen jedoch gerade diese Krankheit heilen. Dies wurde zum Grundprinzip der sehr umstrittenen Lehre der Homöopathie.

Sanguis (lat.) = Blut; Typ des „blutvollen", lebhaften Menschen.

Chole (griech.) = Galle; Typ des reizbaren, jähzornigen Menschen.

Melancholia (griech.) = Schwarzgalligkeit; Typ des schwermütigen Menschen.

Phlegma (griech.) = zäher Schleim; Typ des ruhigen, schwerfälligen Menschen.

similis (lat.) = ähnlich, **curare** (lat.) = behandeln, heilen. Von curare stammt unser Wort „kurieren".

homoio, homöo (griech.) = gleichartig. Das therapeutische Prinzip der Homöopathie ist, nicht mit Arzneimitteln zu behandeln, die gegen die Symptome des Patienten gerichtet sind, sondern Substanzen einzusetzen, die in hoher Dosierung den Krankheitserscheinungen ähnliche Symptome verursachen würden. Diese Substanzen werden in extrem hoher Verdünnung (so genannten Potenzen) angewendet. Der Wirkungsmechanismus ist ungeklärt und umstritten.

6.1.5 Das „finstere" Mittelalter

Nach der Erhebung des Christentums zur Staatsreligion durch Kaiser Konstantin (313 n. Chr.) wurde die naturwissenschaftliche Forschung stark gehemmt und die Medizin in eine enge Abhängigkeit zur religiösen Weltanschauung gebracht. Krankheiten wurden als Fügung Gottes verstanden. In den Naturwissenschaften herrschte Stagnation. Da das Christentum in jener Zeit den ideologischen Schwerpunkt vom irdischen Leben ins Jenseits verlegte, konnten alle irdischen Verhältnisse nur noch von nebensächlichem Interesse sein.

Die antike Medizin auf der Grundlage der hippokratisch-galenischen Lehre wurde jedoch im islamischen vorderen Orient weiter entwickelt. Diese „arabische Medizin" hat die Kenntnisse der Antike überliefert, sonst wäre alles verloren gegangen.

6.1.6 Die Medizin wird eine Wissenschaft

Der Dogmatismus des Mittelalters, der Stillstand der europäischen Medizin im Mittelalter wurde vor allem vor Theophrastus Bombastus von Hohenheim, genannt Paracelsus (1494–1541), bekämpft. Er forderte von den Ärzten, einen naturwissenschaftlichen Standpunkt einzunehmen und erkannte den chemischen Charakter des Stoffwechsels. Diese Erkenntnis trat fortan an die Stelle der Säftelehre.

Die Medizin als rationale und objektive Naturwissenschaft begann mit den Forscherleistungen von drei Männern.

Andreas Vesal (1514–564), Professor in Padua, Begründer der modernen Anatomie, arbeitete ausschließlich mit eigenen Beobachtungen an Leichen, da er grundsätzlich seine Obduktionen selbst ausführte. Das Hauptwerk Vesals *„De humani corporis fabrica"* („Über den Aufbau des menschlichen Körpers") erschien 1543, zwei Jahre nach dem Tod des Paracelsus, und war mit 300 großformatigen Holzschnitten illustriert. Dieses Buch revolutionierte die Medizin und stellte die Anatomie auf eine völlig neue Grundlage.

William Harvey (1578–1657), Professor der Anatomie und Chirurgie in London, Begründer der modernen Physiologie, führte messende, wägende und experimentelle Methoden in die Forschung ein und gelangte zur Entdeckung des Blutkreislaufes.

Harveys Hauptwerk *„Über die Bewegung des Herzens und des Blutes"* erschien 1628, d.h. 85 Jahre nach dem Buch des Vesal.

Marcello Malpighi (1628–1694), Professor in Bologna, Begründer der mikroskopischen Anatomie, benützte als Erster das Mikroskop zur Erforschung organischer Strukturen.

Durch Vesal, Harvey und Malpighi wurde der anatomische Gedanke, im Gegensatz zur Krankheitsphilosophie, das Fundament der weiteren Forschung. Dieser „anatomische Gedanke" ist ein Charakteristikum der abendländischen Heilkunde. Der Krankheitsbegriff gewann einen völlig neuen Inhalt. Das Wesen einer Krankheit wurde nunmehr in Veränderungen der Gestalt und der Struktur von einzelnen Organen gesucht.

6.1.7 Die Begründung der Pathologischen Anatomie durch Morgagni

Im Jahre 1761, über 200 Jahre nach Vesal, erschien das Epoche machende Werk: *„De sedibus et causis morborum per anatomen indagatis"* („Über Sitz und Ursache der Krankheiten, aufgefunden mit Hilfe der Anatomie").

Giovanni Battista Morgagni (1682–1771), Professor in Padua, war 80 Jahre alt, als dieses letzte Buch von ihm erschien. Es enthielt systematisch geordnete Krankheitsfälle, wobei der Bericht aus der Anamnese, dem Sektionsbefund und einer Epikrise bestand.

Morgagni – er starb im 90. Lebensjahr – ist der Begründer einer der klinischen Medizin zugewandten Pathologischen Anatomie. Er stellte klar, dass den einzelnen Krankheitsbildern bestimmte Organveränderungen zugrunde liegen und verlegte den Sitz der Krankheiten in die Organe.

Anamnese nennt man die Vorgeschichte einer Erkrankung, d.h. was der Patient selbst und die Angehörigen darüber berichten können.

Epikrise ist ein zusammenfassender, kritischer Abschlussbericht.

Causa (lat.) = Grund, Ursache.

Morbus (lat.) = Krankheit.

Absolut neu war, dass er nicht nur den Sitz, sondern auch die *„causa morbi"*, d. h. die Ursache der Krankheit, erkunden wollte.

6.2 Die Entwicklung der Pathologie in der Gegenwart

Die Pathologie hat mittels Obduktionen die Veränderungen in Form und Gestalt aufgeklärt, die durch verschiedene Erkrankungen in den einzelnen Organen verursacht werden. Erst dadurch wurde bekannt, wie die Schädigungen der befallenen Organe entstehen und wie sie eventuell auch wieder abheilen können.

Die Pathologie hat durch mikroskopische Untersuchungen den histologischen, feingeweblichen Ablauf der Krankheiten aufgedeckt. Praktisch alle Krankheiten konnten erst durch die Pathologie in Hinblick auf Ursache und Verlauf definiert werden.

Die Pathologie greift durch Untersuchungen am lebenden Patienten direkt in die Diagnosefindung ein und unterstützt die klinischen Ärzte bei der Auswahl der entsprechenden Therapie. Die Methoden der Pathologie sind heute bereits auf die molekulare und genetische Ebene vorgestoßen, d. h. es werden bereits die kleinsten Bausteine lebender Organismen auf krankhafte Veränderungen untersucht.

Die moderne klinische Pathologie ist Partner des behandelnden Arztes.

6.2.1 Pathologie und Diagnose-Erstellung

Biopsie (griech.) = Gewinnung von Gewebeproben vom lebenden Menschen.

Diagnostische Biopsie

Zu Diagnosezwecken wird eine Biopsie beispielsweise gemacht, um bei einem Magenproblem abzuklären: Handelt es sich um eine Magenentzündung? Um welche Art von Entzündung handelt es sich? Kann ein Tumor ausgeschlossen werden?

Ein anderes Beispiel – bei der Untersuchung einer Gewebeprobe aus der Leber: Liegt eine Leberverfettung vor? Handelt es sich um eine Hepatitis? Eine Leberzirrhose? Um Leberkrebs?

Präoperative Biopsie

Vor einer Operation, beispielsweise zur Entfernung eines Tumors, wird eine Biopsie gemacht, um die Art des Tumorgewebes zu identifizieren und abzuklären, ob der Tumor gutartig oder bösartig ist.

Intraoperative Biopsie mit Schnell-(Gefrier-)Schnittdiagnostik

Sie wird praktisch bei jeder Tumoroperation gemacht: Damit lässt sich bestätigen, ob es sich um ein Tumorgewebe handelt, sie ermöglicht die Kontrolle, dass die Operation wirklich das gesamte Tumorgewebe entfernt hat, und es lässt sich klären, ob Lymphknoten vom Tumor befallen sind.

Postoperative histologische Diagnostik

Mit der Untersuchung des Gewebes nach der Operation wird eine Gesamtbeurteilung des Operationspräparates durchgeführt. Jedes auch noch so kleine operativ entfernte Gewebestück muss histologisch untersucht werden – von Hautexzisionen angefangen bis zu Operationen an allen inneren Organen.

Infektionspathologie

Die histologische oder bakteriologisch-serologische Untersuchung ermöglicht die Diagnose von Infektionskrankheiten.

Zytodiagnostik

Die Zytodiagnostik ist ein wesentlicher Bestandteil der Krebsvorsorge bei Frauen (Krebsabstrich vom Muttermund). Zytologische Untersuchungen werden aber auch in anderen als dem genitalen Bereich zur Tumorsuche eingesetzt.

Spezialmethoden

- **Elektronenmikroskopie:** Sie dient vor allem der Diagnose von Nierenkrankheiten.
- **Immunhistochemie:** Sie ermöglicht es, spezielle Zellstrukturen histologisch sichtbar zu machen.
- **Molekularpathologie:** Sie dient der Untersuchung krankhafter Veränderungen auf der Ebene bestimmter Eiweißkörper oder DNA-Abschnitte (z. B. mit Hilfe der PCR).

Wissenstest

1. *Was versteht man unter Humoralpathologie? (6.1.3)*
2. *Wer waren Vesal, Harvey und Malpighi? (6.1.6)*
3. *Was war das Werk des Morgagni? (6.1.7)*
4. *Wie stellt sich die Pathologie der Gegenwart dar? (6.2)*

7 Pathologie der Grundstrukturen

Was ist eine Zelle?

Die Zelle ist das Grundelement des Körpers, die kleinste Bau- und Funktionseinheit.

Eine Zelle hat folgende Fähigkeiten: Sie besitzt einen eigenen Stoffwechsel, reagiert auf Reize, kann sich teilen und vermehren, in vielen Fällen ist sie auch beweglich.

Wenn die normale Lebensdauer einer Zelle abgelaufen ist, so stirbt sie: Den programmierten Zelltod nennt man **Apoptose** oder **Zellmauserung**.

Beispiel:

_Zellen, die nur eine kurze Lebensdauer haben, sind etwa Erythrozyten, verhornte Oberflächenzellen der Haut, Zellen der Magen-Darm-Schleimhaut, Schleimhaut der Gebärmutter während der Menstruation, Nervenzellen im Gehirn (davon sterben etwa 1000 pro Tag ab).

Was ist ein Gewebe?

Gewebe sind Verbände, die aus gleichartigen Zellen und der Interzellularsubstanz bestehen.

Beispiele:

_Epithelgewebe, Muskelgewebe, Nervengewebe.

Was ist ein Organ?

Organe sind Gewebeverbände, wobei verschiedenartige Gewebe zu einer charakteristischen Struktur und bestimmten Funktion verbunden sind.

Beispiele:

_**Leber** (Epithelgewebe + Gewebe der Portalfelder + Radiärkapillaren + Lebervenensystem + Organkapsel; die Leber hat eine metabolische Funktion).

_**Gehirn** (Nervengewebe + Gliagewebe + Gefäßbindegewebe; das Gehirn hat eine zentralnervöse Funktion).

Was sind Organsysteme?

In einem Organsystem sind mehrere Organe mit vergleichbarer Funktion zusammengefasst. Ein Organsystem besteht aus einer Vielzahl von manchmal gleich konstruierten Organen, häufiger jedoch aus Organen unterschiedlicher Struktur, aber mit gleicher Funktion.

Beispiele:

- **Arterien- oder Venensystem:** Organsystem mit gleich konstruierten Organen.
- **Hormondrüsen:** Organsystem bestehend aus Organen unterschiedlicher Struktur, aber mit gleicher Funktion.

Grundstrukturen von Organen

Jedes Organ gliedert sich in zwei unterschiedliche Grundstrukturen:

1. **Spezifisches Organparenchym:** Summe aller Einzelzellen, die die Träger der spezifischen funktionellen Leistung eines Organs sind: das eigentliche Organgewebe (z. B. Leberzellen).
2. **Unspezifisches Organstroma** = Interstitium = Gefäßbindegewebe: Es besteht aus zwei Komponenten: Den Gefäßen (Blutgefäße, Lymphgefäße) und dem Bindegewebe, das die Einzelzellen zum Organ zusammenkittet. Das Bindegewebe dient außerdem als Wasserspeicher und Umschlagplatz für den Stoffwechsel.

Parenchym (griech.) = jene Zellen und das sich daraus zusammensetzende Gewebe eines Organs, die für seine Funktion verantwortlich sind.

7.1 Pathologie der Parenchymzellen

Reversible, d. h. rückbildungsfähige Zellschädigungen (Dystrophien), und auch irreversible, zum Zelltod führende Zellveränderungen erlangen erst dann eine Bedeutung, wenn sie in größerer Zahl lebenswichtige Organe betreffen.

Einwirkende Schädigungen werden allgemein als **Noxe** bezeichnet. Ihr Effekt hängt von der Intensität und Dauer der Einwirkung ab.

7.1.1 Zellstoffwechselstörungen

Zellstoffwechselstörungen und -schädigungen (**Dystrophien** und **Degeneration** genannt) sind relativ geringfügige Störungen des Zellstoffwechsels, die jedoch eine oft beträchtliche Schädigung der Organfunktion mit sich bringen.

Die häufigsten Ursachen einer Zellschädigung

- ***Sauerstoffmangel***
  Ungenügende Blutzufuhr; Ungenügende O_2-Sättigung des Blutes.
- ***Physikalische Einwirkungen***
  Hitze, Kälte; Strahlen; Elektrizität.

Noxa (lat.) = Schaden.

Dystrophie (griech.) = dys-trophein = fehlerhafte Ernährung. Gemeint sind Zellstoffwechselstörungen von degenerativem Charakter.

hypo (griech.) = darunter, weniger.

ox-, oxy-, oxie (griech.) = Sauerstoff (Oxygenium = O_2).

an (griech.) = ohne, leer.

Hypoxie = allgemeiner Sauerstoffmangel.

Hypoxämie = Sauerstoffmangel im Blut.

Anoxie = völliges Fehlen von Sauerstoff.

- ***Chemische Stoffe und Medikamente***
  In zu hoher Konzentration und Menge können praktisch alle Substanzen giftig wirken!
  Man unterscheidet exogen zugeführte Gifte, z. B. Alkohol, und endogene Vergiftungen. Letztere kommen z. B. bei schweren Stoffwechselstörungen vor: etwa Urämie oder Diabetes mellitus.

- ***Lebende Krankheitserreger***
  Bakterien; Viren; Parasiten u. dgl.

- ***Immunreaktionen***
  Darunter versteht man Antigen-Antikörper-Reaktionen. Beachte: Immunreaktionen können lebensrettend, schädigend oder tödlich sein!

- ***Genetische Störungen***
  Sie basieren auf einem veränderten genetischen Code. Es handelt sich dann um angeborene Stoffwechselstörungen z. B. mit Enzymdefekten oder Bildung minderwertiger Strukturen.

- ***Ernährungsstörungen***
  Eiweißmangel; Vitaminmangel; Überernährung mit exzessiver Fettbelastung.

Wichtiges Beispiel einer degenerativen Dystrophie ist die „fettige Dystrophie" (Verfettung). Sie besteht in einer abnormen Vermehrung von Fettsubstanzen (als Tropfen) in Parenchymzellen. Grundsätzlich ist diese Verfettung reversibel, aber mit Funktionsstörungen des betroffenen Organs verbunden. Ein Übergang in eine irreversible Schädigung (Zelltod) ist möglich.

Die wichtigsten Ursachen einer fettigen Dystrophie bzw. Organverfettung sind

- Sauerstoffmangel
- Ernährungs- und Stoffwechselstörungen: Überernährung kann zu Organverfettung führen, bei Alkoholismus kann eine Fettleber entstehen; bei Zuckerkrankheit kann es zu einer Leber- und Nierenverfettung kommen (→ Abbildung T7, Seite 186).

Von der fettigen Dystrophie der Parenchymzellen streng zu trennen ist die allgemeine Vermehrung des Fettgewebes durch Umwandlung von Bindegewebezellen in Fettzellen oder durch Hineinwachsen von Fettgewebe: Dies ist die Folge einer allgemeinen Fettsucht (= **Adipositas**).

7.1.2 Zelltod, Nekrose

Der Tod und Untergang von Zellen, Zellgruppen, Gewebe und Organbezirken in einem sonst noch lebenden Organismus wird Nekrose genannt.

Nekros (griech.) = tot, verstorben.

Elektronenmikroskopisch kann man nach 10 bis 20 Minuten die Veränderungen der beginnenden Nekrose erkennen, lichtmikroskopisch erst nach sechs bis acht Stunden. Zu dieser Zeit wird die Nekrose auch mit freiem Auge sichtbar.

Die morphologischen Veränderungen betreffen Zellkern und Zytoplasma: Der Kern schrumpft oder löst sich auf, die Eiweißstrukturen im Plasma gerinnen oder verflüssigen sich. Von der Nekrose, die in einem lebenden Organismus nur bestimmte Organbereiche betrifft, sind Veränderungen zu unterscheiden, die nach dem Tod des Gesamtorganismus auftreten. Bei letzteren handelt es sich um Autolyse (Zersetzung der Gewebe durch frei gewordene, selbstverdauende Fermente) sowie Fäulnis und Verwesung (durch Einwirkung von Bakterien).

Zytoplasma (griech.) = von der Zellmembran umschlossene Flüssigkeit der Zelle, die Proteine, Fette, Kohlenhydrate, Mineralsalze und Spurenelemente enthält.

Autolyse (griech.) = Selbstauflösung.

Ursachen von Nekrosen

Ursachen der Nekrose sind alle irreversiblen Störungen des Zellstoffwechsels.

- ***Sauerstoffmangel***
  Häufigste Ursache ist der Verschluss einer zuführenden Arterie: Die Durchblutung wird gestoppt, daher findet keine Zufuhr sauerstoffhaltigen Blutes mehr statt – es entsteht ein Infarkt.
- ***Bakterientoxine und Viren***
  Bakterientoxine (-gifte) können direkt eine Zelle töten, Viren stören den Zellstoffwechsel.
- ***Chemische Giftstoffe und Medikamente***
  Schwermetalle (Quecksilber, Blei, Arsen u. dgl.), Zytostatika, Antibiotika sind Beispiele dafür.
- ***Immunpathologische Prozesse***
  Antigen-Antikörper-Reaktionen.
- ***Physikalische Einwirkungen***
  Hitze und Kälte; Strahlen und Elektrizität; mechanisches Trauma (Verletzung).
- ***Ernährungsstörungen***
  Ein Mangel an Nährstoffen führt zum Zusammenbruch des Stoffwechsels.

Infarkt: Die Bezeichnung Infarkt kommt vom Zeitwort infarcire (lat.) = verstopfen. Gemeint ist die Verstopfung einer Arterie.

Abbildung 4: Myokardinfarkt: Auf einem Querschnitt durch das Herz sieht man im dickwandigen linken Ventrikel den schalenförmigen Bezirk einer Koagulationsnekrose (1). Dort sind die Herzmuskelfasern abgestorben = nekrotisch und wachsen nicht mehr nach.

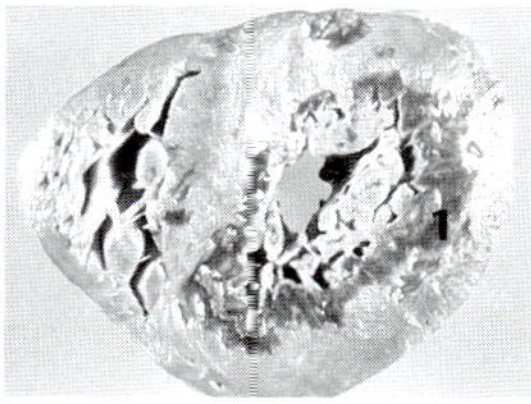

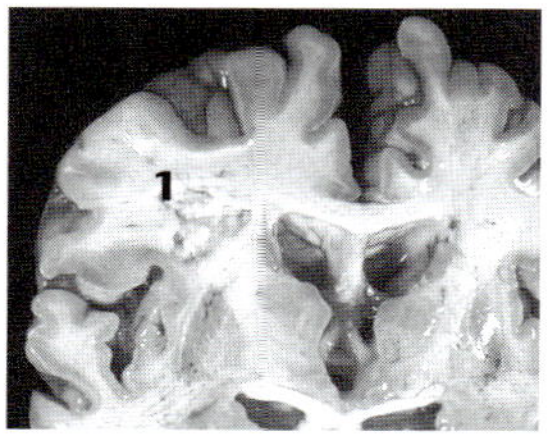

Abbildung 5: Gehirnerweichung = Gehirninfarkt. Auf einem Frontalschnitt durch das Gehirn sieht man das Areal einer Kolliquationsnekrose (1). Die Hirnsubstanz ist dort erweicht, löst sich auf und wird verflüssigt.

Formen der Nekrose

Man unterscheidet sie nach ihrem morphologischen Erscheinungsbild.

- **Koagulationsnekrose:** Eiweißgerinnung, z. B. bei einem Myokardinfarkt (→ Abbildung 4, → auch Abbildung T8, Seite 187).
- **Kolliquationsnekrose**: Gewebeauflösung und Verflüssigung z. B. bei Gehirnerweichung oder einer eitrigen Einschmelzung in einem Abszess (→ Abbildung 5).

Beide Nekroseformen können je nach Blutgehalt des Gewebes entweder eine **ischämische** (blutleere) oder **hämorrhagische** (bluterfüllte) **Nekrose** sein. Wird die Nekrose durch den Verschluss einer zuführenden Arterie verursacht, nennt man dies **Infarkt**; ist eine abführende Vene verschlossen, spricht man von **Infarzierung**.

- **Sonderformen der Nekrose**

  Käsige Nekrose: käsig-krümeliger Gewebezerfall, typisch für Tuberkulose.

  Gangränöse Nekrose: entweder starke Austrocknung und Schwarzfärbung des Gewebes (trockener Brand) bzw. Mumifikation oder bakterielle Infektion mit so genannten Fäulniserregern (feuchter Brand bzw. gangränös-jauchige Entzündung). Diese Form der Nekrose entsteht bei Durchblutungsstörungen an den Extremitäten, aber auch bei Appendizitis und Dekubitus (→ Abbildungen T9 und T10, Seite 187).

  Die klinische Bezeichnung „Gangrän" meint immer die Folgen von Durchblutungsstörungen der Extremitäten.

Da eine Nekrose nur in einem lebenden Organismus entstehen kann, erfolgt eine Reaktion des umliegenden Gewebes auf das nekrotische Areal: Es ist der Versuch, den Schaden zu reparieren.

Schicksal der Nekrose (→ Abbildung 6, Seite 71)

- **Vollständige Regeneration:** Das zugrunde gegangene Gewebe wird völlig normal wiederhergestellt. Dies ist nur selten möglich und auch nur bei ganz kleinen Nekrosen.
- **Narbenbildung:** Der Organismus ersetzt das zugrunde gegangene Gewebe durch eine bindegewebige Narbe.
- **Hohlraumbildung = Zyste oder Abszess:** Nach Verflüssigung und Abräumung des nekrotischen Gewebes bleibt ein Hohlraum, der sich später wieder mit einer Narbe füllen kann.
- **Sequestration oder Ulkusbildung:** Erfolgt die Abräumung des nekrotischen Gewebes von einer Organoberfläche (z. B. Schleim-

Sequestration (lat.) = Trennung. Das nekrotische, (tote) Gewebe und das lebende (vitale) Gewebe werden voneinander getrennt.

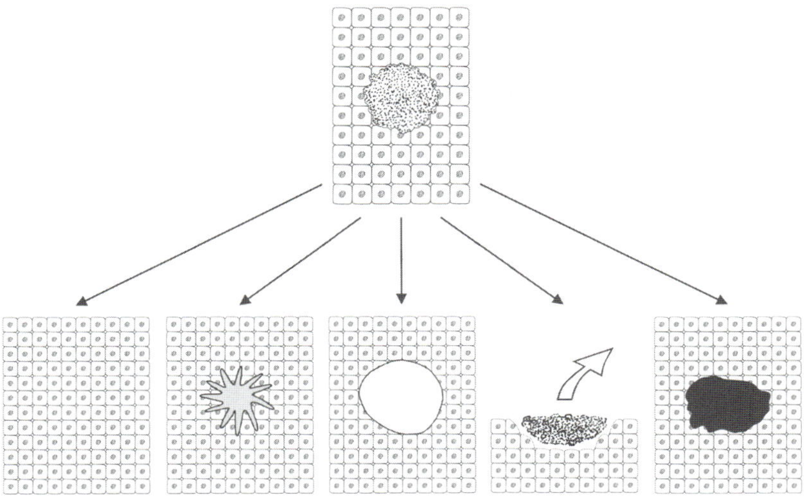

Abbildung 6: Schicksal einer Nekrose.

haut), fehlt ein Stück der Oberfläche = Ulkus. Das abgestoßene nekrotische Gewebestück wird als Sequester bezeichnet.

- **Verkalkung:** Das nekrotische Gewebe oder die sich bildende Narbe kann Kalk einlagern. Verkalkung ist ein typisches Leitsymptom für käsige Nekrosen, d. h. Tuberkulose.

Ulcus (lat.) = Geschwür, d. h. an der Organoberfläche fehlt ein Stück. Defekt an einer Oberfläche, häufig an der Haut oder Schleimhaut.

Achtung: Zwischen den Begriffen „Geschwür" und „Geschwulst" muss streng unterschieden werden. Sie haben nichts miteinander zu tun.

7.2 Pathologie der Grundsubstanz

Unter dem Begriff „Grundsubstanz" wird in erster Linie die Zwischensubstanz der Binde- und Stützgewebe verstanden.

Beispiele für pathologische Veränderungen der Grundsubstanz:

Wassereinlagerung

Ödem (→ Seite 130 ff.).

Einlagerung von Mineralsalzen

Kalziumsalze (verschiedene Arten der Verkalkung)

Uratsalze (z. B. Gicht)

Einlagerung von Fettsubstanzen

Bei Atherosklerose

Degeneration der Knorpelgrundsubstanz

Schädigung der Knorpelgrundsubstanz. Sie entsteht häufig an Bandscheiben der Wirbelsäule und am Meniskus im Kniegelenk.

Wissenstest

1. *Was versteht man unter Dystrophie? (7.1.1)*
2. *Wie lautet der medizinische Fachausdruck für Sauerstoffmangel? (7.1.1)*
3. *Was ist eine Nekrose? (7.1.2)*
4. *Wie kann das Schicksal eines nekrotischen Gewebes verlaufen? (7.1.2)*

8 Störungen des Zellwachstums und der Zellvermehrung

Die Vermehrung der Zellen ermöglicht das Wachstum der Organe, die ständige physiologische Gewebeerneuerung und den Gewebeersatz. Die Vermehrungsfähigkeit der Zellen nimmt mit zunehmender funktioneller Differenzierung (Spezialisierung) ab und ist abhängig von der Gewebeart:

- **Wechselgewebe:** Eine laufende Gewebeerneuerung ist möglich (z. B. Blutbildungsorgane, Schleimhautepithelien).
- **Dauergewebe:** Dauergewebe besteht aus langlebigen Zellen, daher gibt es nur eine geringe Zellerneuerung. Prinzipiell sind jedoch alle diese Zellen vermehrungsfähig (z. B. Leberzellen, Nierenzellen, Drüsenzellen, Zellen der Binde- und Stützgewebe).
- **Ruhegewebe:** Ruhegewebe besteht aus Zellen, die ihre Teilungsfähigkeit verloren haben. Eine Zellvermehrung und -erneuerung ist daher nicht möglich (z. B. Ganglienzellen).

In lebenden Zellen findet ein ständiger Stoffwechsel statt, bei dem sich aufbauende und abbauende Vorgänge in einem gewissen Gleichgewichtszustand befinden. Eine Störung dieses Gleichgewichtszustandes führt zu einer Substanzvermehrung oder -verminderung und damit zu einer Zellvergrößerung oder -verkleinerung.

> **Kontrolliertes Wachstum ist notwendig und gut.**
> **Unkontrolliertes Wachstum ist gefährlich und kann als Tumor bösartig werden.**

trophein (griech.)= ernähren. Atrophie leitet sich daher ab von „ohne Ernährung".

8.1 Störung mit Verminderung des Zellwachstums

8.1.1 Was ist eine Atrophie?

Die Verkleinerung eines ursprünglich normal entwickelten und normal großen Gewebes oder Organs wird Atrophie genannt. (→ Abbildung 7)

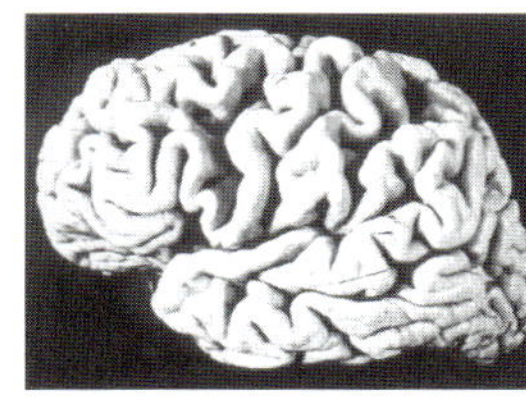

Abbildung 7: Altersatrophie des Gehirns. Die Hirnwindungen sind schmal, die dazwischen liegenden Furchen breit und tief.

(Davon zu unterscheiden ist die Hypoplasie, die einen primären Minderwuchs eines Organs durch unvollständige Entwicklung bezeichnet).

Kennzeichen der Atrophie

- **Organverkleinerung** durch Zellminderung und/oder Zellverkleinerung.

📖 **interstitiell** (lat.) = im Zwischengewebe liegend.

📖 **vakat** (lat.) = leer.

- **Konsistenzvermehrung** durch relative Vermehrung des interstitiellen Bindegewebes.
- **Ablagerung von Pigmenten** = „braune Atrophie".
- Vakatwucherung **von Fettgewebe** (dadurch manchmal scheinbar normale Größe des Organs).

Physiologische Atrophie

Zu einer Atrophie kann es auch im Rahmen normaler physiologischer Entwicklungs- und Alterungsprozesse kommen (z. B. Verkleinerung des Uterus nach Geburt, des Thymus nach der Pubertät, Altersatrophie).

8.1.2 Pathologische Atrophie

Hungeratrophie

Damit ist die allgemeine Atrophie des Gesamtorganismus durch Verminderung der Nahrungszufuhr gemeint (bei Mangel an Hauptnahrungsstoffen oder Erkrankungen des Verdauungstraktes).

Zuerst sind das Fettgewebe und die Muskulatur betroffen, danach kommt es auch zu einer allgemeinen Organatrophie. Bei konsumierenden (zehrenden) Erkrankungen (bösartige Geschwülste, Tuberkulose) kann es zur Atrophie des Gesamtorganismus kommen = Kachexie.

Eine ungewöhnliche, hochgradige Altersatrophie wird als Marasmus (senilis) bezeichnet.

Inaktivitätsatrophie

Verminderte funktionelle Beanspruchung bewirkt eine verminderte Durchblutung des Organismus und ein herabgesetztes Nährstoffangebot. Dies tritt z. B. in der Muskulatur bei Ruhigstellung (Gipsverband, Lähmung) ein, oder in Knochen bei Wegfall der Belastung (zahnloser Kiefer).

📖 **vaskulär** (lat.) = gefäßbedingt. Abgeleitet von vas = Blutgefäß bzw. vasculum = kleines Blutgefäß.

Vaskuläre Atrophie

Ursache ist die verminderte Blutversorgung durch Einengung des Gefäßdurchmessers, etwa bei Atherosklerose oder bei Kompression des Gefäßes.

Mechanische Druckatrophie

Sie entsteht bei einer direkten Schädigung der Zellen durch mechanischen Druck, gleichzeitig wird die Blutversorgung durch Kompression der Gefäße vermindert.

Beispiele:

- Druck expansiv wachsender Tumoren auf ihre Umgebung
- Druck eines pulsierenden Aneurysmas auf Knochen
- Dekubitus
- Hydronephrose

Endokrine Atrophie

Sie entsteht durch einen Mangel an stimulierenden Hormonen (z. B. Atrophie endokriner Drüsen bei Ausfall der Hypophysenfunktionen).

Übersicht

Atrophie

Definition:	**Verkleinerung von zunächst normal großen und normal entwickelten Zellen, Geweben und Organen**
Ursache:	**Reduktion des zellspezifischen Stoffwechsels durch mangelhafte funktionelle Beanspruchung**
Morphologie:	**1. Verkleinerung 2. Formveränderung 3. Stromavermehrung 4. Pigmentablagerung 5. Eventuell Vakatwucherung**
Verlauf:	**Nach Beseitigung der Ursache prinzipiell reversibel**
Komplikationen:	**Reduktion der Zell- und Organleistung Reduktion der Widerstandskraft von Zellen, Organen und des Gesamtorganismus**

Pathologische Atrophie

Allgemein	*Lokal*
1. Hungeratrophie	**1. Inaktivitätsatrophie**
2. Marasmus senilis	**2. Vaskuläre Atrophie**
3. Kachexie	**3. Druckatrophie**
4. Endokrine Atrophie	

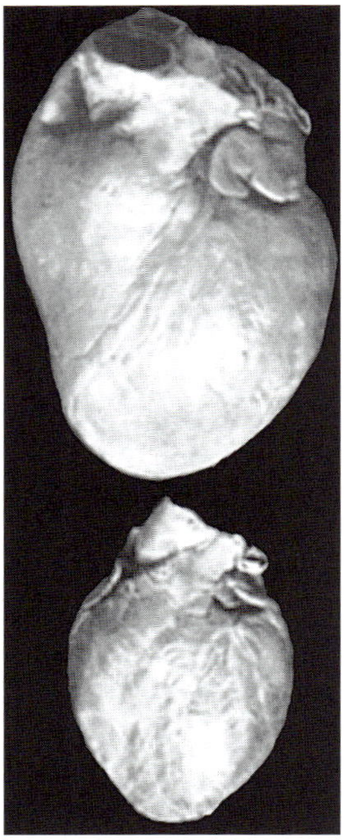

Abbildung 8: Herzhypertrophie (oben) im Vergleich zu einem normal großen Herz. Bei einem hypertrophen Herzen besteht die Gefahr, dass die Blutversorgung durch die Koronararterien nicht mehr ausreichend gewährleistet ist.

plasie (griech.) = ein Wortteil mit der Bedeutung „bilden", „formen".

8.2 Störungen mit Vermehrung des Zellwachstums

Als **Hypertrophie** bezeichnet man eine Organvergrößerung durch Vergrößerung der Zellen ohne Zellvermehrung.

Die Arbeitshypertrophie ist die übermäßige funktionelle Beanspruchung.

Beispiele:

__Hypertrophie der Skelettmuskulatur durch Training oder Bodybuilding.

__Hypertrophie der Herzmuskulatur durch vermehrte Druckbelastung bei Bluthochdruck. (→ Abbildung 8)

Als **Hyperplasie** bezeichnet man die Organvergrößerung durch Zellvermehrung.

Die endokrine Hyperplasie entsteht durch eine gesteigerte hormonelle Reizung (etwa der Brustdrüsen, des Uterus bei Gravidität, des Endometriums, der Prostata).

Das Ausmaß der Hypertrophie/Hyperplasie ist abhängig vom auslösenden Faktor.

Bei Wegfall der Ursache ist eine Rückbildung möglich.

Übersicht (→ Abbildung 9, Seite 77)

Hypertrophie

Definition:	**Vergrößerung der Zellen, daher auch des ganzen Organs**
Ursache:	**Mehrbeanspruchung, Steigerung des zellspezifischen Stoffwechsels**
Verlauf:	**So lange die Leistungssteigerung anhält, danach ist die Hypertrophie reversibel**
Komplikationen:	**Zu Komplikationen kann es kommen, wenn die Blutversorgung mit der Organvergrößerung nicht Schritt hält → Zellschädigung**

Hyperplasie

Definition:	**Vermehrung der Zellen, dadurch Vergrößerung des Organs. Diese Vergrößerung kann entweder gleichmäßig diffus oder herdförmig knotig (nodulär) erfolgen**

Ursache:	**Gestörte Steuerung im System des Zellwachstums, in der Zellteilung und/oder Zellfunktion**
Verlauf:	**So lange der Reiz anhält, bleibt die Hyperplasie bestehen; in der nodulären Form ist sie nicht immer reversibel, da die vermehrten Zellen nicht alle wieder verschwinden**
Komplikationen:	**Das vergrößerte Organ kann Druck auf die Umgebung ausüben (etwa bei einem Struma, d. h. einer Drüsenschwellung oder bei Prostatahyperplasie)** **Die gesteigerte Funktion hyperplastischer endokriner Organe kann Überfunktionssyndrome verursachen**

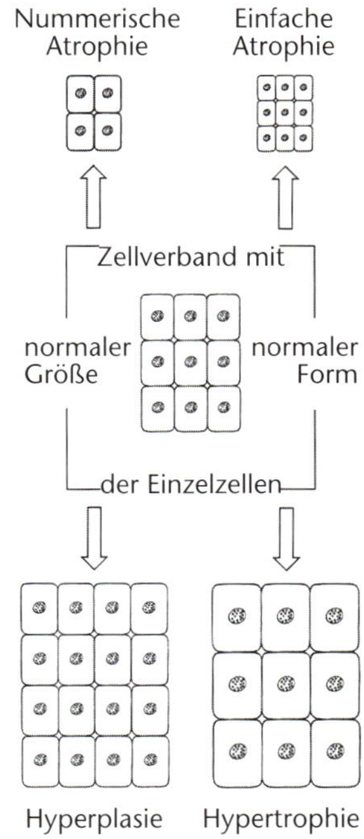

Abbildung 9:
Die prinzipiellen Veränderungen bei Atrophie (einfache: Verkleinerung durch Größenabnahme der Einzelzellen; nummerische: Verkleinerung durch Verminderung der Zellzahl), Hypertrophie (Größenzunahme durch Vergrößerung der Einzelzellen) und Hyperplasie (Größenzunahme durch Zunahme der Zellzahl).

8.3 Qualitative Störungen des Zellwachstums

Man unterscheidet folgende Störungen des Zellwachstums:

Störungen der Zellteilung

Das ist eine Störung des Ablaufes der Kernteilung, z. B. bei überstürztem Zellwachstum (bösartige Geschwülste) oder durch äußere Faktoren (z.B. radioaktive Strahlen).

Metaplasie

Unter Metaplasie versteht man die Umwandlung eines spezifischen differenzierten Gewebes in ein ebenso differenziertes Gewebe anderer Art.

Eine direkte Umwandlung ist nicht möglich, der Vorgang der Metaplasie kann nur bei der Zellerneuerung bzw. beim Zellersatz eintreten. So kann z. B. bei einem Regenerationsprozess aus den Reservezellen eines Zylinderepithels ein Plattenepithel gebildet werden.

Beispiele:

- Hypertrophie der Skelettmuskulatur durch Training oder Bodybuilding.
- Plattenepithelmetaplasie im Bronchialepithel bei chronischer Entzündung.
- Intestinale Metaplasie (Bildung von Darmdrüsen) in der Magenschleimhaut.
- Knorpel- und Knochenmetaplasie im Narbengewebe.

Epithel (griech.) = **Das Epithelgewebe ist ein ein- oder mehrschichtiger Verband von Zellen, der äußere oder innere Körperoberflächen bedeckt. Es ist je nach Lokalisation im Körper unterschiedlich geformt (Plattenepithel, Zylinderepithel etc.).**

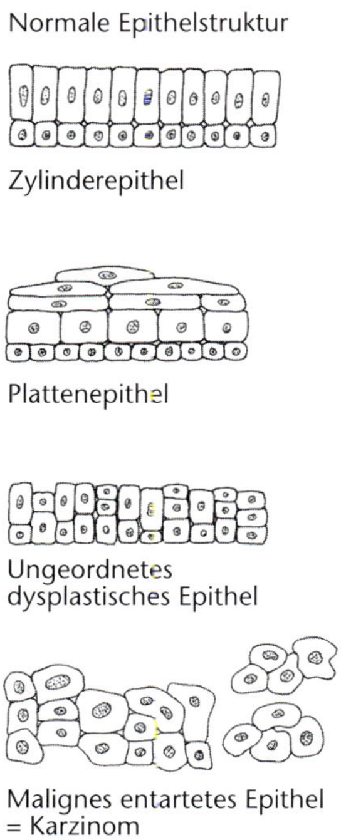

Abbildung 10: Darstellung der Zellveränderungen vom normalen Epithel (Zylinderepithel, Plattenepithel) über ein dysplastisches Epithel bis zum malignen Epithel (Karzinom).

Dysplasie

Dysplasie ist die Bezeichnung für verschiedene noch reversible Veränderungen von Zellen, gekennzeichnet durch atypische Wachstumsvorgänge und einen Verlust der Differenzierung.

Die Übergänge zur (irreversiblen) Anaplasie sind fließend. Die Dysplasie kann ein Vorbote einer Krebsgeschwulst sein.

Anaplasie

Die Zellen und Gewebe verlieren ihre Differenzierung, ihre Gewebestruktur und die Formbesonderheiten der Zellen. Der Prozess ist irreversibel. Die Anaplasie ist das wichtigste morphologische Kennzeichen der Malignität (Bösartigkeit) einer Zellveränderung: Sie besteht in einer Vergrößerung und Vielgestaltigkeit der Zellkerne, in irregulären Zellformen, außerdem ist die Färbbarkeit in der histologischen Untersuchung atypisch.

Die Kenntnis dieser Veränderungen ermöglicht die zytologische Diagnose von malignen Neoplasmen an Ausstrichpräparaten. (→ Abbildung 10)

Anaplastische Zellveränderungen sind der wichtigste Hinweis für eine maligne Entartung.

Dysplastische Zellveränderungen sind reversibel, anaplastische Zellveränderungen sind nicht mehr rückbildungsfähig.

Häufig sind Zellveränderungen an der Schleimhaut des Gebärmutterhalses (Portio und Collum uteri), deshalb ist die zytologische Abstrichkontrolle so wichtig.

Wissenstest

1. *Was ist Atrophie? (8.1.1)*
2. *Beispiele für pathologische Atrophie (8.1.2)*
3. *Was ist der Unterschied zwischen Kachexie und Marasmus? (8.1.2)*
4. *Wann liegt eine Hypertrophie vor und wann eine Hyperplasie? (8.2)*
5. *Was ist eine Zelldysplasie? (8.3)*

9 Allgemeine Pathologie der Geschwülste

9.1 Geschwulst = Tumor = Neoplasma

Ein Neoplasma ist eine autonome (selbstständige und unabhängige), progressive (weiterwachsende) Neubildung aus körpereigenen Zellen. Auch nach dem Wegfall der auslösenden Ursache wird das Wachstum nicht eingestellt.

Neoplasma = Neoplasie, d. h. Neubildung. Der Begriff „Neoplasma" bedeutet also keineswegs bösartiger Tumor, sondern nur Tumor. Leider hat sich die Abkürzung „Neo" oder überhaupt nur „N." eingebürgert und damit meint man bzw. umschreibt man „bösartiger Tumor".

Das Wachstum eines Neoplasmas ist allerdings in der Blutversorgung und Ernährung vom übrigen Organismus abhängig und kann durch Abwehrreaktionen und unter Umständen auch durch hormonelle Faktoren beeinflusst werden.

Begriffsbestimmungen

Im üblichen medizinischen Sprachgebrauch wird der Begriff „Tumor" dem einer „Geschwulst" gleichgesetzt, und beide Ausdrücke können „Neoplasma" bedeuten. „Tumor" und „Geschwulst" = „Schwellung" gibt es aber auch bei der Entzündung. Dies hat nichts mit Nomenklatur zu tun, sondern ist sprachliche Schlampigkeit!

Die Terminologie

- **Tumor** = Schwellung = eine umschriebene Volumenzunahme im Gewebe, völlig unabhängig von der Ursache. Zum Beispiel ist der Tumor ein Kardinalsymptom einer Entzündung. Aber auch ein Karzinom ist ein Tumor!
- **Geschwulst** = Schwellung (→ oben).

Tumor und Geschwulst müssen daher bezüglich ihrer Ätiologie näher bezeichnet werden: entzündlicher Tumor, Geschwulst nach Trauma (Ohrfeige); meist wird Tumor bzw. Geschwulst im Sinne eines Neoplasmas verstanden.

Ätiologie (griech.) = die Ursachen, die einer Krankheit zugrunde liegen.

- **Neoplasma** = Tumor im engeren Sinn = neoplastische Geschwulst = Gewebeneubildung.
- **Autonom:** selbstständiges, unabhängiges Wachstum nach eigenen Gesetzen; ein autonomes Wachstum unterliegt nicht der Steuerung und den Regulationsmechanismen des Organismus.
- **Irreversibilität:** Die Gewebeneubildung ist progressiv, d. h. sie schreitet fort, ein spontaner Wachstumsstillstand ist sehr selten, eine Rückbildung kommt nur extrem selten vor.

Im Unterschied zur Regeneration hält die Vermehrung der Tumorzellen auch nach Wegfall der Ursache an.

- **Dignität:** Die Begriffe Tumor, Geschwulst, Neoplasma sagen nichts über das biologische Verhalten, d.h. die Dignität des Geschwulstwachstums aus; man unterscheidet im Groben zwischen gutartigen und bösartigen Tumoren.
- **Blastom:** Ein nicht näher charakterisierbares und definierbares Neoplasma wird manchmal unverbindlich als „Blastom" bezeichnet.
- **Onkologie:** Von „onkos" (griech.) = „Tumor" abgeleitet, damit wird die Lehre von den Geschwülsten bezeichnet.
- **Tumorartig:** Mit der Bezeichnung tumorartig (engl. tumor-like) werden Veränderungen zusammengefasst, die klinisch oder/und pathoanatomisch einen neoplastischen Prozess aufweisen oder imitieren; diese Veränderungen sind jedoch keine Neoplasmen, und sie verhalten sich auch biologisch nicht wie autonome Geschwülste.

Die Zellvermehrung (auch Zellproliferation) bei Neoplasmen unterscheidet sich grundsätzlich von der Zellvermehrung bei Hyperplasien.

Das hyperplastische Wachstum ist abhängig vom auslösenden Reiz und prinzipiell reversibel, das neoplastische Wachstum ist irreversibel und hält auch nach Wegfall des auslösenden Reizes an.

9.2 Einteilung der Neoplasmen

Die Unterscheidung zwischen **gutartigen (benignen)** und **bösartigen (malignen)** Tumoren ist eine grobe Vereinfachung. Als Unterscheidungsmerkmal wird das weitere Lebensschicksal des betroffenen Patienten bzw. das biologische Verhalten der Geschwulst angesehen. Dabei gibt es allerdings Zwischen- und Übergangsformen sowie Ausnahmen.

- **Benigne Neoplasmen** haben im Allgemeinen keinen wesentlichen Einfluss auf das weitere Leben des Patienten (Ausnahmen: z.B. können gutartige Tumoren im Gehirn durch Gehirnkompression zum Tode führen).
- **Maligne Neoplasmen** bewirken meist innerhalb relativ kurzer Zeit den Tod des Erkrankten. (Ausnahmen: rechtzeitige Operation, erfolgreiche Röntgenbestrahlung, Zytostatikatherapie, sehr langsames Wachstum z.B. bei Prostatakarzinom alter Männer).

Eine scharfe Trennung zwischen gutartigen und bösartigen Tumoren ist nicht möglich, weil gutartige Geschwülste in bösartige übergehen können = **maligne Entartung.**

Merkmale gutartiger und bösartiger Tumoren
(→ Abbildungen 11 und 12)

gutartig	*bösartig*
– langsames Wachstum	– rasches Wachstum
– scharf begrenzt (Kapsel)	– unscharf begrenzt
– expansiv, die Umgebung komprimierend	– infiltrativ, die Umgebung destruierend
– keine Metastasen	– häufig Metastasen
– geringe Allgemeinstörungen	– zunehmende Allgemeinstörungen
– nach Entfernung der erkrankten Teile geheilt	– oft Rezidive

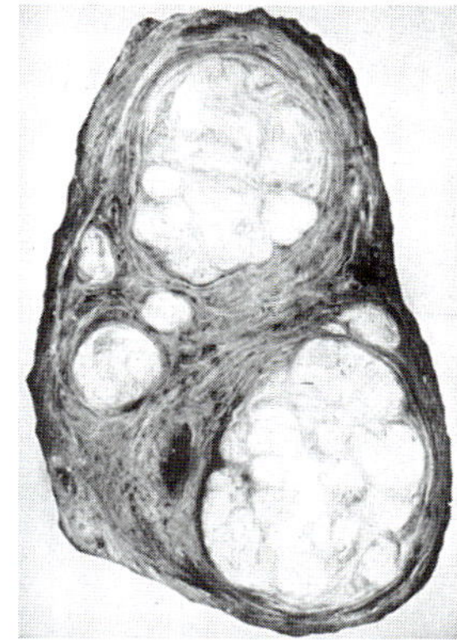

Abbildung 11: Beispiel für gutartige Tumoren: multiple Myome im Uterus. Die Knoten sind scharf begrenzt, oft von einer Kapsel umgeben, und das angrenzende Gewebe wird komprimiert.

9.3 Klassifikation der Tumoren

Zur Klassifikation wird neben dem biologischen Verhalten (gutartig/bösartig) auch die gewebliche Struktur des Mutterbodens, also des Organs, auf dem sie wachsen, herangezogen.

Die Benennung der Tumoren erfolgt sehr häufig mit der Endung „-om".

Jedes Neoplasma muss histologisch untersucht und klassifiziert werden.

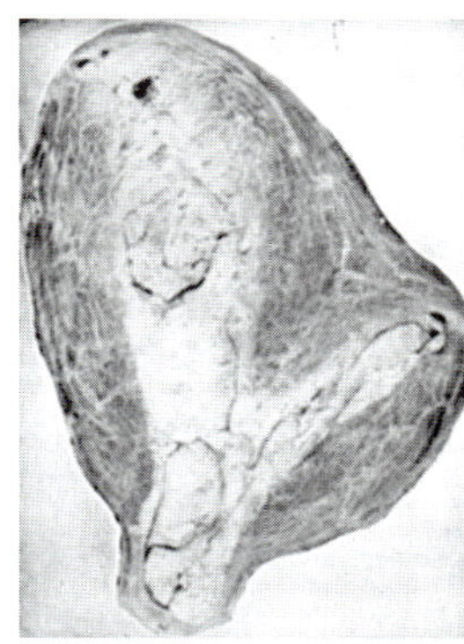

Abbildung 12: Beispiel für einen malignen Tumor: Karzinom im Corpus uteri. Der Tumor füllt die Uteruslichtung aus und wächst mit unscharfer Begrenzung in das Myometrium.

Gutartige epitheliale Tumoren (→ Abbildung 13, Seite 82)

► **Tumoren des Deckepithels**

- **Papillom:** Epithelwucherung mit nur spärlichem Stroma. Die maligne Entartung ist häufig – ein Papillom kann eine Vorstufe einer Krebsgeschwulst sein, eine so genannte Präkanzerose.
- **Polyp:** geringe Epithelwucherung, es überwiegt die Stromaproliferation. Maligne Entartung selten!
- **Epitheliom:** „unverbindliche" Bezeichnung für Wucherungen des Deckepithels.

► **Tumoren des Drüsenepithels**

- **Adenom:** Verschiedene Subtypen zeigen verschiedene Wachstumstendenzen. Adenome im Dickdarm können Präkanzerosen sein.

Stroma (griech.) = das bindegewebige Stützgewebe eines Organs oder Tumors.

Abbildung 13: Die verschiedenen Wachstumsformen von Polyp, Adenom und Papillom.

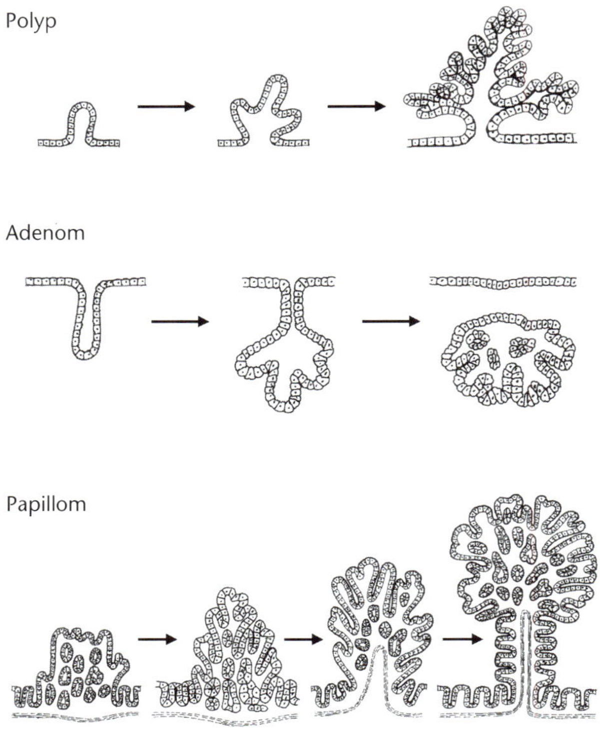

Bösartige epitheliale Tumoren

Nur die malignen epithelialen Tumoren dürfen als „Krebs = Karzinom" bezeichnet werden.

Der Begriff Krebs ist ein sehr alter medizinisch-populärer Name, der auf die Erscheinungsform mancher Brustkrebse mit Ausläufern ins Gewebe zurückgeht: beißt sich wie ein Krebs im Gewebe fest (→ Abbildung T11, Seite 187).

Karzinome können vom Deckepithel (z. B. Bronchuskarzinom), Drüsenepithel (z. B. Endometriumkarzinom) oder Organparenchym (z. B. primäres Leberkarzinom) ausgehen. Die histologische Struktur ist oft vom Muttergewebe stark abweichend, d. h. entdifferenziert. Manchmal sondert das Karzinomgewebe etwas ab, wie z. B. Schleim oder hormonartige Substanzen (letzteres nennt man paraneoplastisches Syndrom, → Seite 87 f.).

Ein Krebs ist eine Geschwulst, kein Geschwür. Das wird in populären Schriften oft verwechselt.

Mesenchymale Tumoren (→ Abbildung 14)

Da die bösartigen mesenchymalen Tumoren fast generell als Sarkome bezeichnet werden, ist die begriffliche Unterscheidung zwischen benignen und malignen mesenchymalen Tumoren relativ leicht:

Gutartig	**Bösartig**
Fibrom (Bindegewebegeschwulst)	Fibrosarkom
Lipom (Fettgewebegeschwulst)	Liposarkom
Myxom (Schleimgewebegeschwulst)	Myxosarkom
Myom (Muskelgeschwulst)	Myosarkom
Chondrom (Knorpelgeschwulst)	Chondrosarkom
Osteom (Knochengeschwulst)	Osteosarkom

Mesenchym (griech.) = „dazwischen hineingegossen", alles Gewebe, das zwischen den Parenchymzellen liegt.

Sarx, Sarkos (griech.) = Fleisch

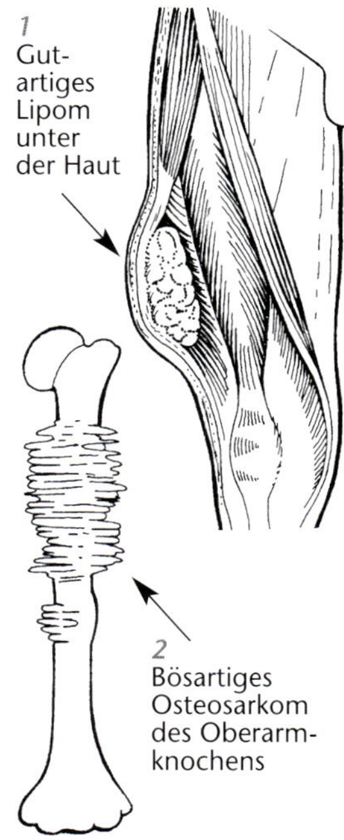

Abbildung 14 (oben): Gutartiger (1) und bösartiger (2) mesenchymaler Tumor.

Tumoren des lymphatischen Gewebes (→ Abbildung 15)

- **Benigne Lymphome** sind selten.
- **Maligne Lymphome** sind bösartige neoplastische Wucherungen des lymphatischen Gewebes.

Die malignen Lymphome entstehen in Lymphknoten oder im lymphatischen Gewebe anderer Organe (Magen-Darm-Trakt, Thymus, Tonsillen etc.). Von dort erfolgt das Übergreifen auf andere Organe.

Die malignen Lymphome werden in zwei Gruppen unterteilt:

1. Morbus HODGKIN = Lymphogranulomatose
2. Non-HODGKIN-Lymphome

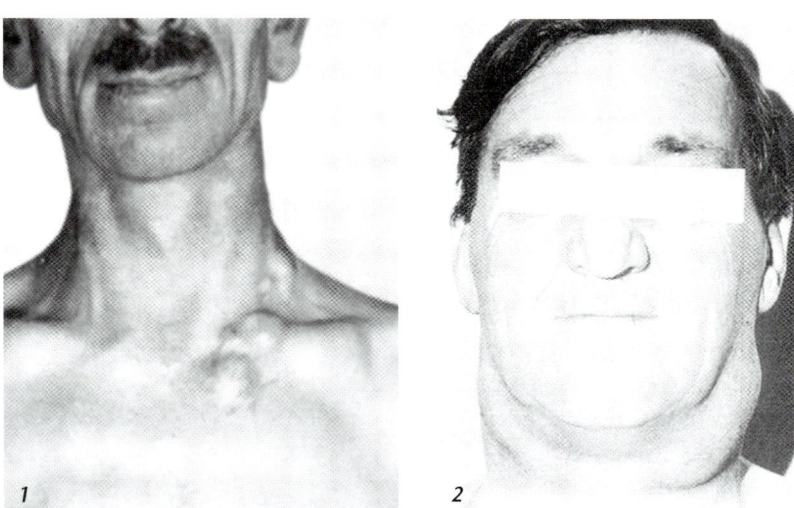

Abbildung 15 (links): Tumorbedingte Lymphknotenvergrößerungen. Kleinknotige Lymphknotenschwellung bei Karzinommetastasen (1). Voluminöse Lymphknotenschwellung bei Non-HODGKIN-Lymphom (2).

Thomas HODGKIN (1798–1866) war Arzt in London.

Tumoren des zentralen und peripheren Nervensystems

Hier sind Geschwülste des eigentlichen Nervensystems und Tumoren der Hirnhäute zu unterscheiden.

- **Gliome:** Tumoren der Zwischensubstanz des Nervensystems.
- **Neurinome, Neurome, Neurofibrome:** Tumoren von peripheren Nerven.
- **Meningeome:** Tumoren der weichen Hirnhäute.

Tumoren des Blut bildenden Gewebes bzw. des Knochenmarks

Leukaemia (griech.) = „Weißblütigkeit". Wegen der krankhaft vermehrten weißen Blutkörperchen verändert sich manchmal die Farbe des Blutes.

Die häufigsten neoplastischen Erkrankungen des Blut bildenden Systems sind die **Leukämien**.

Tumoren des Pigment bildenden Gewebes

Als wichtigster Tumor des Pigment bildenden Gewebes ist das **Melanom** der Haut zu nennen.

Mischtumoren

Das sind Geschwülste mit sowohl epithelialen wie auch mesenchymalen Anteilen (z. B. Fibroadenom, Karzinosarkom).

Tumorartige Bildungen

- **Hamartom:** tumorähnliche Fehlbildungen aus Gewebebestandteilen von eben diesem Gewebe; keine echten Neoplasmen, keine Wachstumstendenz: z. B. knorpelige Hamartome im Bereich des Bronchialbaumes.
- **Choristom:** tumorartige Fehlbildungen aus ortsfremdem Gewebe (Gewebeverlagerung während der Frühentwicklung).

9.4 Pathologie der Neoplasmen

expansiv = Wachstum durch Verdrängen der Umgebung.

invasiv, infiltrierend, destruierend = Wachstum mit Zerstörung der Umgebung.

Benigne Neoplasmen sind gut abgegrenzt, wachsen langsam, sie verdrängen die angrenzenden Gewebe.

Maligne Neoplasmen sind unscharf und unregelmäßig begrenzt, wachsen schnell, invasiv, infiltrierend und zerstörend (destruierend) in benachbarte Gewebe und Organe ein. Das invasive und destruierende Wachstum maligner Neoplasmen mit Zerstörung des Gewebes führt zum Einbruch von Tumorzellen in Blut- und Lymphgefäße und ist so Voraussetzung für die Bildung von Metastasen (→ Seite 86).

Die mikroskopischen Kennzeichen der Entdifferenzierung (Anaplasie) bilden die Grundlage der Zytodiagnostik (Tumordiagnostik durch Beurteilung einzelner Zellen in Abstrichen oder Punktaten. Diese Art der Diagnostik wurde 1943 durch G. PAPANICOLAOU eingeführt (→ Seite 21 f.).

9.4.1 Beurteilung der Malignität

Prognose (griech.) = Vorwissen. Vorhersage des Krankheitsverlaufes, wird aber auch im Sinne von Heilungsaussicht erwendet.

Die Erkennung und Beurteilung der Malignität bildet die Grundlage für die weitere Therapie und für die Prognose der Erkrankung und ist daher eine der wichtigsten Aufgaben der Pathologie. Diese Beurteilung ist in den meisten Fällen durch eine histologische Untersuchung möglich, kann jedoch in Grenzfällen überaus schwierig sein, sodass eine sichere Entscheidung, ob ein Tumor gutartig oder bösartig ist, nicht möglich ist. Meist werden drei Malignitätsgrade unterschieden, entsprechend dem Differenzierungsgrad des Tumorgewebes.

- **Malignitätsgrad I:** Hohe Differenzierung, große Ähnlichkeit mit dem Muttergewebe.
- **Malignitätsgrad II:** Mittlere Differenzierung
- **Malignitätsgrad III:** Niedrige Differenzierung, hochgradige Anaplasie.

9.4.2 Tumorstadien

Die Stadieneinteilung basiert auf der Ausbreitung des Geschwulstgewebes am Entstehungsort bzw. auf dem Befall anderer Organe (Nachbarorgane, Lymphknoten, entfernte Organe).

Klassifizierung nach dem TNM-System (→ Abbildung 16)

TO	=	kein Anzeichen für einen Tumor.
Tis	=	präinvasiver Tumor. „is" steht für „in situ" (lat.) und heißt „am ursprünglichen Ort".
T1	=	Tumor auf Ursprungsorgan beschränkt, gut beweglich.
T2	=	Tumor hat Organgrenzen nicht überschritten, Beweglichkeit eingeschränkt.
T3	=	Tumor hat Organgrenzen überschritten, ist fixiert.
T4	=	Tumor wächst infiltrierend in umgebendes Gewebe.
NO	=	keine Lymphknotenvergrößerung.
N1	=	Infiltration beweglicher regionärer Lymphknoten.
N2	=	Infiltration beweglicher entfernter Lymphknoten.
NX	=	Lymphknotenmetastasen nicht einzuordnen.
MO	=	keine Fernmetastasen auffindbar.
M1	=	Fernmetastasen vorhanden.

Abbildung 16: Beispiel zur TNM-Klassifizierung eines Mammakarzinoms. T2, da Beweglichkeit des großen Tumors bereits eingeschränkt N1, da Metastasen in den regionären, axillären Lymphknoten M0, da keine Fernmetastasen nachweisbar

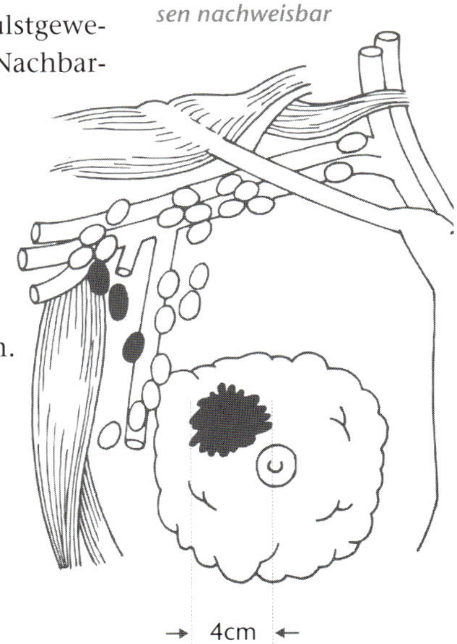

regionär = in der nächsten Lymphknotengruppe im Lymphabflussgebiet.

📖 **in situ** (lat.) = am Ort verbleibend, d. h. noch nicht in die Umgebung verwachsend, noch nicht invasiv, also präinvasiv.

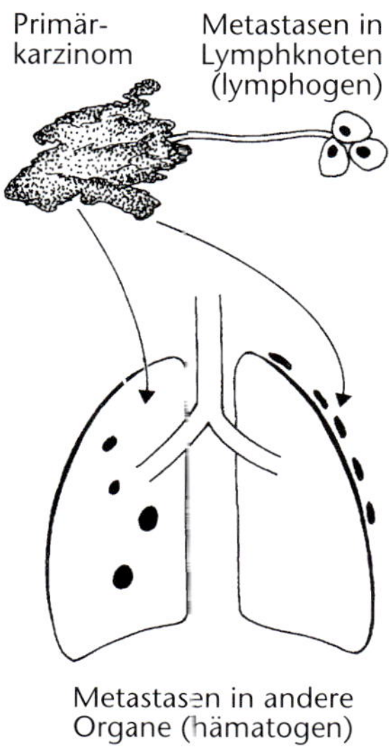

Abbildung 17 (oben): Wege der Metastasenabsiedelung. Zuerst durch Lymphgefäße in Lymphknoten, dann durch Blutgefäße in entfernte Organe.

Abbildung 18 (rechts): Beispiele für Metastasen. Knochenmetastasen im Schädeldach (1). Röntgenbild von Knochen zerstörenden Metastasen im Schädeldach, so genannte „Lückenschädel" (2). Multiple Lebermetastasen (3).

📖 **Metastasis** (griech.) = Wanderung, Umsiedelung an einen anderen Ort.

📖 **serös** (lat.) = mit Serum gefüllt.

Manchen invasiven malignen Neoplasmen gehen **Vorstadien/Frühstadien** voraus, die unter Umständen jahrelang bestehen bleiben können und damit einer gezielten Diagnostik zugänglich sind: z. B. Carcinoma in situ der Cervix uteri, auch als **„präinvasives" Karzinom** bezeichnet.

Nach einer operativen Entfernung maligner Tumoren können nach einem von Fall zu Fall unterschiedlichen Zeitintervall neuerlich gleichartige Tumoren an derselben Stelle entstehen = **Tumor-Rezidiv**.

Wenn fünf Jahre nach der Behandlung eines Tumors weder ein Rezidiv noch Metastasen nachzuweisen sind und der Patient beschwerdefrei ist, spricht man von Fünfjahresheilung. Das ist nur eine Angabe für die Statistik, den im sechsten Jahr kann ein Rezidiv auftreten (→ Seite 91).

9.4.3 Bildung von Metastasen (→ Abbildung 17)

Metastasen sind vom Primärtumor getrennte, gleichartige Tochtergeschwülste, entstanden durch Verschleppung von lebensfähigen Tumorzellen auf dem Lymph- oder Blutweg.

- **Lymphogene Metastasierung:** Erfolgt bevorzugt in die regionären Lymphknoten.
- **Hämatogene Metastasierung:** Mit dem Blutstrom verschleppte Tumorzellen siedeln sich in Organen an und bilden dort Tochtergeschwülste. (→ Abbildung 18)

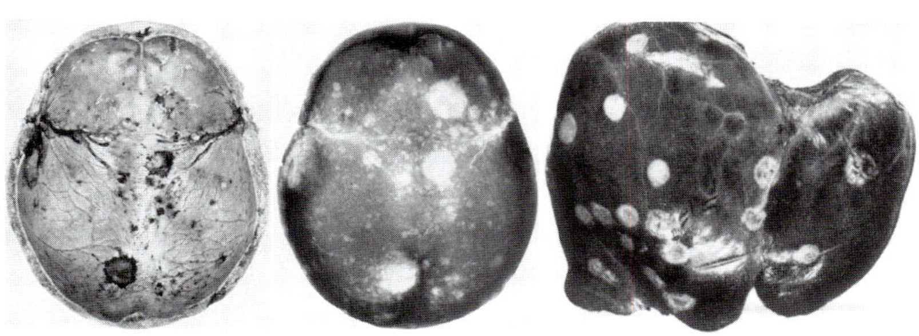

1 2 3

- **Metastasierung in die serösen Höhlen:** In seröse Hohlräume eingedrungene Tumorzellen siedeln sich herdförmig an (Carcinosis pleurae, peritonei, pericardii etc.). Häufig sind so genannte Abtropfmetastasen im Beckenbereich.

9.5 Folgen maligner Neoplasmen für den Patienten

Die meisten malignen Tumoren verursachen keine Frühsymptome und führen oft erst in fortgeschrittenen Stadien zu merkbaren Krankheitserscheinungen. Eine Frühdiagnose, die für einen Behandlungserfolg von entscheidender Bedeutung ist, erscheint nur bei gezielter Tumorsuche (bei Risikopersonen, durch eine Gesundenuntersuchung) möglich.

9.5.1 Allgemeine Folgeerscheinungen maligner Tumoren

- **Tumorkachexie**, meist verbunden mit einer allgemeinen Schwäche. Die Ursachen dafür sind
  - Appetitlosigkeit,
  - Behinderung der Nahrungsaufnahme bei Tumoren im oberen Verdauungstrakt,
  - Behinderung der Nahrungsverwertung bei Tumoren im unteren Darmtrakt,
  - Tumorzellen bilden toxische Substanzen, die den Stoffwechsel anderer Körperzellen schädigen bzw. entgleisen lassen.
- **Fieber** durch Resorption von nekrotischem Tumorgewebe sowie auch durch die Wirkung von Zytokinen.
- **Tumoranämie** infolge der Zerstörung des Knochenmarks durch Metastasen, durch chronischen Blutverlust oder infolge ungenügender Blutneubildung durch einen Mangel an Reifungsaktivatoren.
- **Erhöhte Infektanfälligkeit** und Herabsetzung der Immunabwehr infolge von Metastasen im lymphatischen Gewebe.
- **Endokrine Effekte** bei endokrin aktiven Tumoren.
- **Paraneoplastische Syndrome**: Darunter versteht man Symptome und Symptomenkomplexe (= Syndrome), die nicht durch eine lokale Wirkung des Tumors erklärt werden können, aber wahrscheinlich durch Wirkstoffe mit hormonähnlichem Charakter verursacht werden. Da Tumorzellen genetisch verändert sind, ist es möglich, dass sie Substanzen produzieren, deren Bildung vom Muttergewebe nicht vorgesehen ist. Daher auch die Bezeichnung „para" (griech.) = daneben, darüber hinaus.
  - **Blutbildungsveränderungen:** Leukozytose, Anämie, Polyglobulie (bei Nierenzellkarzinomen infolge von Erythropoetinbildung), beschleunigte Blutsenkung (Serumproteinveränderungen).
  - **Kardiovaskuläre Syndrome:** Thromboseneignung infolge der Produktion von Thromboplastin (besonders bei Schleim produzierenden Tumoren in Bronchien, Pankreas, Darm, Ovarien).

Zytokine = von Zellen abgegebene Botenstoffe, die verschiedene Reaktionen auslösen und steuern können. Sie sind besonders wichtig bei Entzündungen und Tumoren.

kardiovaskulär = das Herz und die Gefäße betreffend.

- **Endokrine Wirkungen** bei Tumoren, die an und für sich nicht als endokrine Tumoren gelten, wie z. B. kleinzelliges Bronchuskarzinom (Hyperkalzämie, Hypoglykämie, CUSHING-Syndrom, Serotonineffekte).
- **Neuromuskuläre Syndrome:** Neuropathien, Myopathien.
- **Hautveränderungen:** Acanthosis nigricans (grau-bräunliche Hyperpigmentierung und Papillomatose der Haut, vorwiegend in der Achselgegend, → Abbildung T12, Seite 187).

  Das Auftreten von paraneoplastischen Syndromen erfordert sofort eine **klinische Tumorsuche**! Der Patient ist so lange als Träger eines malignen Neoplasmas anzusehen, bis das Gegenteil bewiesen ist!

  Paraneoplastische Symptome kommen bei etwa 15 Prozent der Karzinompatienten vor.

Harvey CUSHING (1869–1939), amerikanischer Neurochirurg.

Das wichtigste laborchemische paraneoplastische Syndrom ist eine Hyperkalzämie.

9.5.2 Lokale Auswirkungen eines malignen Tumors

- **Stenosen oder Verschluss von Hohlorganen:** Larynx, Bronchien (Folge ist eine chronische Lungenentzündung), Ösophagus (Schluckbeschwerden), Magenausgang (Erbrechen), Darm (Ileus), Harnwege (Harnstauung, aufsteigende Harnwegsinfektion), Gallenwege (Ikterus) u. a.
- **Ulzeration und Nekrose** mit der Gefahr einer Organperforation oder Fistelbildung (Magen-Darm-Trakt) oder einer Blutung.

9.5.3 Todesursachen bei malignen Tumoren

Die Ursache für die Lebensbedrohlichkeit bösartiger neoplastischer Erkrankungen kann außerordentlich verschieden sein. Oft ist letzten Endes das Zusammenwirken verschiedener direkter und indirekter Folgen der Tumorkrankheit und anderer Erkrankungen, die eine Folge der gestörten Abwehr und gestörten Reaktionsbereitschaft des Organismus sein können, für den Eintritt des Todes verantwortlich.

Wichtige unmittelbare Todesursachen bei Tumoren

- **Zerstörungen lebenswichtiger Organe und Gewebe** (z. B. Störung vitaler Stoffwechselfunktionen);
- **Blutungen** (z. B. massive Blutungen durch Gefäßeinbruch oder chronische Blutungen mit nachfolgender Anämie);

- **Verschluss wichtiger Hohlorgane** (Luftwege, Darmtrakt, Harnwege);
- **Infektion** (Abszess im Tumorbereich oder Infektionskrankheiten infolge gestörter Infektabwehr);
- **Metastasierung** (Befall lebenswichtiger Organe);
- **Herzversagen** infolge vermehrter Belastung des Kreislaufes;
- **Tumorkachexie.**

9.6 Inzidenz neoplastischer Erkrankungen

Inzidenz ist die jeweilige Anzahl neuer Erkrankungsfälle.

Im Allgemeinen steigt die Inzidenz neoplastischer Erkrankungen mit zunehmendem Alter an. Daher kommt es bei höherer Lebenserwartung der Bevölkerung zwangsläufig auch zu einer Zunahme der neoplastischen Erkrankungen. Allerdings stehen bestimmte Tumoren mit bestimmten Altersgruppen in enger Korrelation. So gibt es einerseits für das jugendliche Alter typische Tumoren, andererseits sind im höheren Lebensalter wieder andere Neoplasmen häufig (→ Tabelle Seite 91). Besonders krass ist diese Altersabhängigkeit beim Prostatakarzinom, welches vor dem 50. Lebensjahr eher selten vorkommt, bei 70- bis 80-jährigen Männern hingegen das häufigste Karzinom darstellt.

Häufigkeitsstatistiken

Jegliche Statistik über die Häufigkeit von malignen Neoplasmen ist von mehreren Unsicherheitsfaktoren geprägt:

- **Der Vollständigkeitsgrad der Erfassung von Tumorpatienten:** Trotz Meldepflicht ist jede Erwartung einer kompletten Übersicht eine Illusion, d. h. es existiert eine „Informationslücke".
- **Keineswegs jedes Neoplasma wird zu Lebzeiten diagnostiziert:** Die Häufigkeit klinisch nicht erkannter maligner Neoplasmen beträgt etwa zehn bis 20 Prozent, d. h. es existiert eine „Dunkelziffer".
- **Der Aussagewert von Sektionsstatistiken hängt von der Obduktionsfrequenz ab.** Wird z. B. ein Drittel aller Verstorbenen obduziert, so weiß man über zwei Drittel nichts Genaues.
- **Gravierende Unterschiede in der Altershäufung:** Manche Tumoren kommen fast nur in der Jugend vor, andere dagegen im höheren Lebensalter, damit wird die Gesamtstatistik verfälscht (z. B. Reihenuntersuchung im Seniorenheim: fast alle Männer haben ein Prostatakarzinom; Untersuchungen beim Bundesheer: kein Jungmann hat

ein Prostatakarzinom, es können jedoch maligne Lymphome, Leukämien sowie Melanome vorkommen).

- **Deutliche Unterschiede in der Geschlechterverteilung.**
- **Mortalitätsstatistiken** eignen sich unter anderem aus folgendem Grund nur bedingt, die Effektivität von Krebsbehandlungen zu beurteilen: Jeder Mensch stirbt; die Mortalität in einer Population beträgt also immer 100 %. Wenn es gelingt, eine Erkrankungsgruppe in der Todesursachenstatistik zurückzudrängen, geschieht dies zwangsläufig auf Kosten einer anderen.

  Ein schwerer Raucher etwa, der mit 55 Jahren einen Herzinfarkt erleidet und mit 60 Jahren an einem Lungenkrebs erkrankt, kann nur dann in die Krebsstatistik eingehen, wenn er den Herzinfarkt überlebt hat.

Seriöse Häufigkeitsangaben über maligne Tumoren betonen daher den Wahrscheinlichkeitscharakter der Aussagen bzw. schränken auch die untersuchten Personengruppen ein.

9.6.1 Wie häufig sind die einzelnen malignen Tumoren?

Schätzungen der Inzidenz maligner Tumoren nach Lokalisation und Geschlecht

Männer		**Frauen**	
Lokalisation	*ungefähre Häufigkeit*	*Lokalisation*	*ungefähre Häufigkeit*
1. Lunge	20 %	1. Mamma	25 %
2. Dickdarm	15 %	2. Genitale (Uterus, Ovarien)	17 %
3. Prostata	14 %	3. Dickdarm	13 %
4. Harnsystem (Niere, Harnblase)	8 %	4. Magen	6 %
5. Lunge	4 %	5. Lunge	5 %
6. Leber-Gallenblase-Pankreas	4 %	6. Leber-Gallenblase-Pankreas	5 %
7. Maligne Lymphome	4 %	7. Maligne Lymphome	4 %
8. Leukämien	2 %	8. Leukämien	2 %
9. Melanome der Haut	2 %	9. Melanome der Haut	2 %
10. Sarkome	1 %	10. Sarkome	1 %

9.6.2 Wie „lebensgefährlich" sind die einzelnen malignen Tumore?

Schätzung der Todesfälle an malignen Tumoren, jeweils in absteigender Häufigkeit

Alter	Männer	Frauen
Alle Altersgruppen	1. Lunge	1. Mamma
	2. Dickdarm	2. Dickdarm
	3. Prostata	3. Uterus, Ovar
	4. Magen	4. Magen
Unter 15 Jahre	1. Leukämie	1. Leukämie
	2. Hirn	2. Hirn
	3. Maligne Lymphome	3. Maligne Lymphome
	4. Sarkome	4. Sarkome
35–55 Jahre	1. Lunge	1. Mamma
	2. Dickdarm	2. Dickdarm
	3. Hirn	3. Uterus, Ovar
	4. Maligne Lymphome	4. Magen
Über 75 Jahre	1. Lunge	1. Dickdarm
	2. Prostata	2. Mamma
	3. Dickdarm	3. Uterus, Ovar
	4. Magen	4. Magen

Fünfjahresheilung

Um den Heilerfolg einer Tumortherapie objektivieren zu können, ist der Begriff der „Heilung für einen bestimmten Zeitraum" eingeführt worden. Gebräuchlich ist die so genannte **Fünfjahresheilung**: Man versteht darunter, dass z. B. nach operativer Entfernung eines bösartigen Tumors fünf Jahre nach der Operation die betroffenen Personen subjektiv und objektiv symptomfrei sind.

Die Fünfjahresheilung ist ein statistischer Begriff und wird daher in Prozenten angegeben – z. B. 50 Prozent Fünfjahresheilungen bei diesem oder jenem Tumor mit dieser oder jener Therapie. Dies bedeutet, dass die Hälfte der Fälle symptomfrei ist; eine Aussage für den individuellen Patienten ist nicht möglich.

Kritik an diesem Begriff: Es ist sehr problematisch, von Fünfjahresheilung zu sprechen, wenn trotzdem schon im sechsten Jahr oder später der Patient an seiner Grundkrankheit sterben kann. Daher wäre es besser von Fünfjahres-Überlebensrate zu sprechen und darunter nur die prozentuelle Erlebenschance dieses Zeitraums für ein statistisches Patientenkollektiv zu verstehen.

9.6.3 Welcher Trend lässt sich in den letzten drei Jahrzehnten erkennen?

Die Häufigkeit der malignen Neoplasmen nimmt bei beiden Geschlechtern stetig zu. Die Reihenfolge hat sich in den letzten Jahren kaum verändert, außer einer deutlichen Abnahme der Sterblichkeit beim Magenkarzinom und Uteruskarzinom; hier haben Früherkennung und Therapieverbesserung entscheidend gewirkt.

Die Trends

Innerhalb des Zeitraumes der vergangenen 30 Jahre ist erwiesen:

- Nicht nur die **Häufigkeit** des Auftretens, sondern auch die Sterblichkeit an malignen Tumoren nimmt zu!
- Die **Sterblichkeit** steigt bei Männern stärker an (schlechte Prognose des Lungenkarzinoms) als bei Frauen (gute Erfolge bei der Früherkennung des Uteruskarzinoms und der Behandlung des Mammakarzinoms).
- Das Auftreten von **Lungenkarzinomen** nimmt bei Frauen stark zu.
- Die Häufigkeit von **Mamma- und Prostatakarzinom** hat sich verdoppelt, Tendenz weiter steigend.
- Die Häufigkeit von **Dickdarmkrebs** ist stark angestiegen, hat aber anscheinend den Höhepunkt bereits erreicht.
- Die Häufigkeit des **Pankreaskarzinoms** nimmt stark zu, die Zahl der **Harnblasen- und Nierenkarzinome** steigt kontinuierlich an.
- Das Auftreten eines malignen **Melanoms** hat sich verdreifacht!
- Die therapeutischen Maßnahmen haben einen sehr **hohen Standard** erreicht, stagnieren aber zur Zeit; ein „Durchbruch“ in der Tumorbehandlung fand nicht statt. Demzufolge kommt der Früherkennung bzw. einer Kontrolle der Risikogruppen erhöhte Bedeutung zu.

Zweit-Tumoren

Ein bislang wenig beachtetes Problem stellen die so genannten Zweit-Tumoren dar, das bedeutet, dass geheilte Krebspatienten nach Jahren an einem zweiten, neuen Karzinom erkranken. Dies trifft vor allem bei Tumoren mit gemeinsamen Ursachen zu. Zum Beispiel haben langjährige Raucher, die an einem Rachen- oder Kehlkopfkrebs erkrankt waren und geheilt sind, ein relativ hohes Risiko, dass sich bei ihnen später andere, ebenfalls durch Rauchen begünstigte Tumoren entwickeln, etwa Lungen-, Speiseröhren- oder Blasenkrebs.

Verbesserte Heilungsraten oder längere Überlebenszeiten bei manchen Krebserkrankungen könnten deshalb durch neue Tumoren bei Geheilten wider Erwarten die Krebsinzidenz und vielleicht auch die Mortalität erhöhen.

Die Frage, woran wir sterben (die nach der Todesursache), ist deshalb weniger bedeutend als die Frage, wann und wie wir sterben (also die nach Lebenszeit und Lebensqualität).

Weltweite Vergleiche

Die großen statistischen Untersuchungen stammen aus den Vereinigten Staaten, daher sind manche Ergebnisse stark USA-bezogen. Ein weltweiter Vergleich der Häufigkeit und der Todesraten spezieller Tumorformen deckt gewaltige Unterschiede auf. Die Wahrscheinlichkeit, an einem Magenkarzinom zu sterben, ist beispielsweise in Japan siebenmal größer als in den USA. Demgegenüber sind Todesfälle an Lungenkarzinomen in den USA etwa zweimal häufiger als in Japan, während sie in Schottland wiederum beinahe doppelt so häufig sind wie in den USA. In Neuseeland sterben sechsmal so viele Menschen an malignen Melanomen wie in Island; dies ist sicherlich auf die unterschiedliche Sonnenexposition zurückzuführen.

Obwohl genetisch bedingte Prädispositionen nicht ausgeschlossen werden können, nimmt man allgemein an, dass die Ursache der meisten geografischen Unterschiede in den Umwelteinflüssen liegt. Dies wird am besten dadurch illustriert, dass sich bei japanischen Einwanderern in die USA die Raten der Krebsmortalität im Laufe einiger Generationen dem Durchschnitt des Einwanderungslandes angleichen.

Dennoch bleibt vieles unklar; in Dänemark sterben etwa doppelt so viele Frauen an Mammakarzinom wie in Schweden, ohne dass offensichtliche Unterschiede in den Umweltbedingungen dieser beiden Nachbarländer bestehen.

Hier kommen sicherlich auch andere Faktoren ins Spiel: beispielsweise Unterschiede in der Zahl der durchgemachten Schwangerschaften, das Alter der Mutter bei der ersten Geburt und Stillgewohnheiten.

9.6.4 Wahrscheinlichkeitsfaktor für die Entstehung maligner Neoplasmen

Die Wahrscheinlichkeit, an einem malignen Tumor zu *sterben*, beträgt 1 : 5, d. h. jeder fünfte Todesfall geht auf ein Neoplasma zurück.

Die Wahrscheinlichkeit, an einem malignen Tumor zu *erkranken*, beträgt 1 : 3, d. h. einer von drei Menschen (in Europa und Amerika) bekommt während seines Lebens ein malignes Neoplasma.

In Österreich werden pro Jahr etwa 30.000 maligne Neoplasmen klinisch diagnostiziert.

In Österreich sterben pro Jahr etwa 18.000 Personen an malignen Neoplasmen.

9.6.5 Der Faktor Alter

Ein malignes Neoplasma kann in jedem Lebensalter auftreten.

Für die Mehrzahl der Tumoren nimmt das Risiko aber mit fortschreitendem Alter zu. Die frühe Kindheit bildet eine Ausnahme, in den ersten fünf Lebensjahren besteht ein Häufigkeitsgipfel (akute Leukämie, Tumoren des Zentralnervensystems u. a.), der danach abflacht. Die Altersstruktur der Bevölkerung beeinflusst die „Karzinomhäufigkeit" entscheidend: Wenn die Lebenserwartung in einem Land weniger als 50 Jahre beträgt, wird die Karzinomhäufigkeit relativ niedrig sein; wenn die Lebenserwartung über 70 Jahre beträgt, werden maligne Neoplasmen häufiger auftreten.

Ursachen der erhöhten Tumorinzidenz im Alter

- **Mehr Mutationen im Laufe eines längeren Lebens,**
- **Lange Expositionszeit gegenüber exogenen Schädigungen,**
- **Schwächerwerden des Immunsystems.**

9.6.6 Der Faktor Geschlecht

Die durchschnittliche Inzidenz ist bei beiden Geschlechtern ungefähr gleich groß. In der Altersgruppe zwischen 35 und 50 Jahren erkranken häufiger Frauen (Mamma, Uterus, Ovar), bei den über 60-Jährigen ist die Häufigkeit bei Männern deutlich höher (Prostata).

9.6.7 Die Faktoren Lebensweise und Umwelt

Die Umwelt birgt ihre Risiken, gewisse Berufe und Verhaltensweisen sind mit einem besonderen Tumorrisiko verbunden. Die breite Palette der „Umweltfaktoren“ reicht von UV-Strahlen über chemische Einflüsse und Ernährung bis zum sozialen Status und zu den Sexualpartnern:

- Die **Schadstoffexposition** während eines langen Berufslebens ist von großer Wichtigkeit.
- **Übergewicht** erhöht das Risiko im Vergleich zu schlanken Personen.
- Reichlicher **Alkoholkonsum** steigert die Häufigkeit von Karzinomen des Ösophagus und der Leber.
- Das **Zigarettenrauchen** ist meist die Ursache für Karzinome der Mundhöhle und des Larynx sowie der Lunge, aber auch der Harnblase. Die Kombination von Alkohol- und Tabakmissbrauch potenziert die Gefahren.
- Das Risiko, an einem Zervixkarzinom zu erkranken, steht in Beziehung zum **Alter beim Beginn der sexuellen Aktivität** und zur **Anzahl der Sexualpartner**.

Man gelangt zur traurigen Erkenntnis, dass alles, was man unternimmt, um sich den Lebensunterhalt zu verdienen oder sich ein Vergnügen zu verschaffen, entweder dick und krank macht, als unmoralisch gilt oder sich im schlimmsten Fall als Karzinom erzeugend erweist.

Exogene Tumor-Risikofaktoren

- Ernährung, Alkohol
- Rauchen
- Sexualverhalten
- Beruf
- Umweltschmutz“

9.6.8 Tumor-Risiko, Risikogruppen

Unter bestimmten Bedingungen kann die Chance, an einem malignen Neoplasma zu erkranken, erhöht sein, das ist bei den so genannten **Risikogruppen** der Fall.

Dieses erhöhte Risiko kann genetisch-konstitutionelle Ursachen haben oder die Folge besonderer Umweltbedingungen, Lebensgewohnheiten und früherer oder noch bestehender Erkrankungen sein.

Die Erfassung der Risikogruppen spielt heute bei den Gesundenuntersuchungen zur Früherkennung bösartiger Tumoren eine wichtige Rolle.

Helicobacter ist ein Bakterium, das eine Entzündung der Magenschleimhaut = Gastritis auslöst.

Risikosituationen für einige wichtige Neoplasien

Tumor	Risikosituation
Magen	Helicobacter-assoziierte Gastritis (Typ B)
Dickdarm, Rektum	Familiäre Polyposen des Dickdarms Kohlenhydrat- und fettreiche, aber ballaststoffarme Nahrung Colitis ulcerosa
Lunge und Bronchien	Zigarettenrauchen Bergwerksarbeit Industriearbeit mit Asbestexposition
Brustdrüse	Kinderlosigkeit oder späte Gravidität Familiäres Risiko, d. h. Mammakarzinom in der engen Verwandtschaft
Gebärmutterhals	Früher Geschlechtsverkehr, häufiger Partnerwechsel Virusinfektionen: humane Papilloma-Viren (HPV) Niederer sozio-ökonomischer Status
Haut	UV-Exposition
Pleuramesotheliom	Asbest-Exposition
Leberkarzinom	Leberzirrhose Hepatitis-B- und -C-Infektion
Harnblase	Zigarettenrauchen Arbeit in chemischer Industrie
Leukämien	Strahlenexposition

Eine Reihe von kanzerogenen Umweltfaktoren wäre rasch durch Änderung der Lebensführung zu beseitigen; hierzu zählen Rauchen, Alkoholkonsum und Exposition gegenüber Sonnenlicht.

9.7 Pathobiologie der malignen Tumoren

Wie Krebs entsteht, also die Pathogenese maligner Tumoren = **Karzinogenese**, ist noch weitgehend ungeklärt.

Eine Fülle von Beobachtungen weist darauf hin, dass physikalisch/chemische Einwirkungen einerseits und Viren andererseits Krebs erzeugend bzw. Krebs fördernd sind. Solche Noxen werden als **Karzinogene = Kanzerogene** bezeichnet.

Alle Vorgänge in einer Zelle, die bei der Entstehung maligner Tumoren ablaufen, werden mit dem Begriff Karzinogenese zusammengefasst.

Die Entartung einer normalen Zelle zur Tumorzelle heißt **maligne Transformation**.

Eine große Zahl von Noxen ist imstande, Zellen zur malignen Transformation zu veranlassen. Diese Noxen gliedern sich in drei Gruppen:

- Chemische Karzinogene
- Strahlenenergie
- Onkogene Viren

Die Wirkung aller verursachenden Agenzien trifft und verändert den genetischen Apparat der Zellen.

Das gemeinsame Charakteristikum von malignen Zellen sind chromosomale Veränderungen, die eine unkontrollierte Vermehrung ermöglichen. Die Zellen reagieren hinsichtlich ihrer Proliferation (Wucherung) nicht mehr auf „Stopp-Signale".

Die meisten Zellen des erwachsenen Organismus besitzen noch die gesamte Erbinformation, ein komplettes Genom. Dennoch führen diese „allwissenden" Zellen nur einen kleinen Teil des in ihnen gespeicherten Programms aus, nämlich jenen, der ihrer Spezialaufgabe entspricht; es werden nur bestimmte **Genomabschnitte = Gene** in den Zellen der einzelnen Organe aktiviert. So erfüllt etwa eine Epithelzelle der Dickdarmschleimhaut ihre Funktion und gibt die Information über diese beschränkte Aufgabe auch an ihre Tochterzelle weiter: Aus einer Darmzelle entsteht wieder eine Darmzelle, wenn sich diese normal teilt. Eine Darmkrebszelle entsteht dagegen, wenn bei der Kopie des Erbmaterials Fehler (Mutationen) gemacht werden, die die normale Regulation durcheinander bringen und eine maligne Transformation hervorrufen.

Eine Mutation ist eine Änderung der Struktur innerhalb der DNA. Die meisten Mutationen kommen aber nicht zur Wirkung, da sie repariert werden, bevor sie Schaden anrichten können. Pro Genom und Tag treten etwa 5000 Änderungen auf, die durch den zelleigenen DNA-Reparaturmechanismus korrigiert oder eliminiert werden. Dass sich eine Mutation durchsetzt, ist die seltene Ausnahme!

Malignität ist ein genetisches Problem. Die maligne Tumorzelle ist ein veränderter Genotyp.

Ein Karzinom-induzierendes Gen = transformierendes Gen wird als **Onkogen** bezeichnet.

Was machen Onkogene?

Onkogene steuern die Bildung von Proteinen, die auf verschiedenen Stufen der Zellphysiologie Fehlregulationen verursachen bzw. biochemische Abläufe verändern: Sie führen z. B. zur Produktion von zu viel Wachstumsfaktoren, zu Änderungen an Rezeptoren, zur Generierung falscher Signale innerhalb der Zelle u. dgl.

Es sind etwa 60 Genloci = Nukleotidsequenzen in normalen Zellen bekannt, deren Veränderung Tumor induzierende Gene, d. h. Onkogene entstehen lässt.

Wie entsteht aus einem normalen Gen ein Tumor-Gen?

- **Zufallsereignis** bei der normalen Zellteilung, d. h. spontane somatische Mutation.
- **Eingriff in die DNA:** Chemische Karzinogene und Strahlen greifen direkt und indirekt die DNA an, das ist eine so genannte induzierte somatische Mutation.
- **Einwirkung onkogener Viren.**

Was passiert, wenn Onkogene aktiv werden?

Das Kontroll- und Verteidigungssystem des Organismus eliminiert in den meisten Fällen die eingetretene Veränderung durch:

- **das Immunsystem,**
- **zelleigene Reparatursysteme** gegenüber der geschädigten DNA,
- **Anti-Onkogene**, die die Tumor induzierende Wirkung der Onkogene unterdrücken können.

Suppression (lat.) = Unterdrückung.

***Anti-Onkogene* heißen auch *Tumor-Suppressor-Gene*. Sie sind den Onkogenen funktionell übergeordnet und hemmen diese. Ihr Verlust bzw. ihre Ausschaltung macht den Weg für die Onkogene und damit die maligne Transformation einer Zelle frei.**

Die Entstehung einer malignen Zelltransformation bedarf zweier Voraussetzungen:

1. Auftreten und/oder Wirkungsentfaltung eines Onkogens.

2. Verlust einer effizienten Selbstverteidigung:
- **durch das Immunsystem,**
- **durch die Reparatursystemkette,**
- **durch Anti-Onkogen-Wirkung.**

Das Auftreten eines malignen Neoplasmas ist die Folge einer Entgleisung der Zellproliferation infolge von Veränderungen am genetischen Material der normalen Zellen, wobei diese Schädigung nicht beseitigt werden konnte.

9.7.1 Formale Onkogenese

Unabhängig von den speziellen verursachenden Noxen entwickelt sich ein maligner Tumor dann, wenn eine oder mehrere Zellen transformiert wurden und daher der Wachstumskontrolle des Organismus nicht mehr unterworfen sind. Die Zeitspanne von der Transformation einer Zelle bis zur Entstehung eines Tumors kann unterschiedlich lang sein (unter Umständen sehr lang, d. h. viele Jahre).

Die Eigenschaften der malignen Zellen

- **ungehemmte Proliferation**
- **infiltrierend-destruierendes Wachstum**
- **Gefäßinvasion**
- **Metastasierung**

Diese Eigenschaften treten stufenweise auf.
Das akute Auftreten des Vollbildes einer Tumorkrankheit (wie es etwa bei Infektionskrankheiten vorkommt) gibt es nicht.

Die Entstehung eines malignen Tumors ist die Folge einer Schädigung des genetischen Apparates der Mutterzelle. Im formalen Ablauf der Kanzerogenese kommt es zu:

- **Proliferationsenthemmung**
  - Bildung von Wachstumsfaktoren
  - gesteigerte Empfänglichkeit für Wachstumsfaktoren
  - Ausfall von Suppressor-Genen
- **Differenzierungsstörungen**
  - Differenzierungsblockade (z. B. des Blut bildenden Knochenmarkes bei Leukämie)
  - Entdifferenzierung und Annäherung an Fötalgewebe
- **Immunologischen Störungen**
  - Insuffizienz der Immunüberwachung

fötal (lat.) = von Fötus, Leibesfrucht im Mutterleib ab dem dritten Schwangerschaftsmonat.

9.8 Ätiologie maligner Neoplasmen

Die **kausale Genese**, d. h. die spezielle Ursache eines Tumors, ist im Einzelfall meist nicht zu klären. Dies deshalb, weil die Entstehung eines

Neoplasmas kaum jemals die Folge einer einzigen Ursache ist, sondern der Effekt des Zusammenwirkens verschiedener Faktoren. Jeder dieser Faktoren = Karzinogene kann eine im Genom der Zelle vorhandene Information aktivieren, die schließlich zu einem schrankenlosen, unkontrollierten Wachstum führt.

Onkogene Faktoren

- ***Angeboren***
  Vererbte, genetisch determinierte Disposition
- ***Erworben***
  Chemische Faktoren, Strahlenenergie, onkogene Viren

9.8.1 Angeborene, genetisch bedingte Veranlagungen für Tumorkrankheiten

Eine genetisch fixierte Disposition ist für die Entstehung einer ganzen Reihe maligner Neoplasmen von entscheidender Bedeutung. Keineswegs bedeutet dies aber: „Krebs ist erblich", sondern vielmehr **„das Risiko zu erkranken ist höher"**.

Die Wahrscheinlichkeit, am gleichen Tumor zu erkranken, ist für nahe Verwandte eines Karzinompatienten auf das Dreifache erhöht.

Bestimmte Tumoren bergen für Familienmitglieder ein noch wesentlich größeres Risiko.

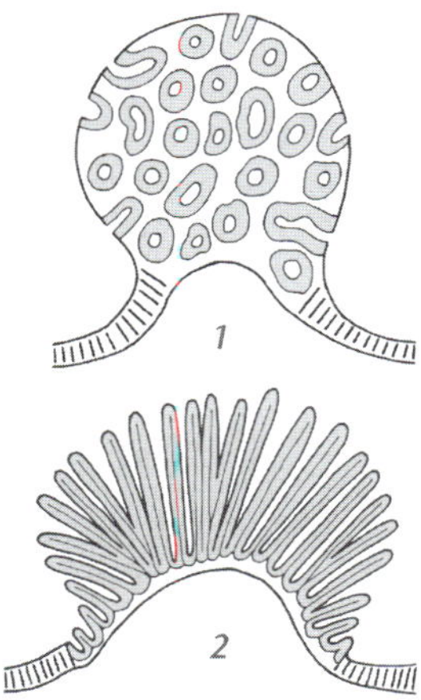

Abbildung 19 (oben): Aufbau der Dickdarm-Adenome. Entweder kugelig-glatt (1), bestehend aus Drüsenschläuchen, oder mit zahlreichen beweglichen Fortsätzen (2) an der Oberfläche.

Abbildung 20 (rechts): Dickdarm-Adenomatose. Manchmal finden sich über tausend „polypenartige" Adenome.

- **Familiäre Dickdarm-Adenomatose** (→ Abbildung 19 und 20)

  Erbliches Auftreten multipler Adenome im Kolon. Es handelt sich um den Verlust eines Teilstückes aus dem Chromosom 5. Dort ist der Sitz eines Tumor-Suppressor-Gens, dessen Wirkung damit wegfällt. Ab dem vierten Lebensjahrzehnt erkranken die Betroffenen an oft multiplen (mehrfachen) Dickdarmkarzinomen.

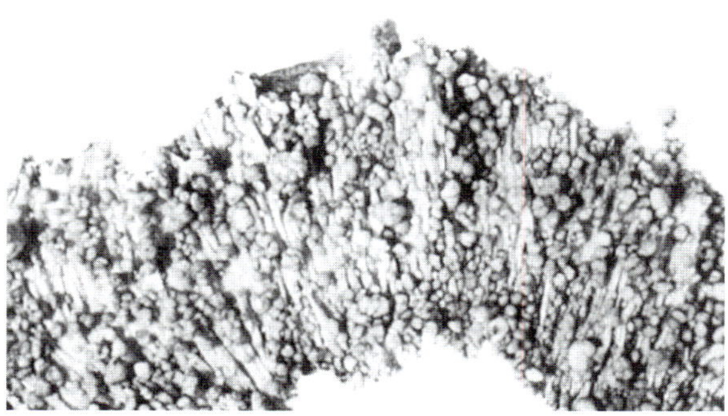

- **Weitere Erkrankung mit Verlust eines Suppressor-Gens**

  Familiär auftretendes, medulläres Schilddrüsen-Karzinom. **Wichtig:** Wird ein solcher Patient entdeckt, muss sofort die gesamte Verwandschaft untersucht werden.

9.8.2 Chemische onkogene Faktoren

Die Mehrzahl der chemischen Karzinogene verändert die DNA: Dabei erfolgt entweder eine Aktivierung von Onkogenen oder eine Inaktivierung von Tumor-Suppressor-Genen.

- Die karzinogene Wirkung chemischer Substanzen ist dosisabhängig, kleine, wiederholte Dosen können sich aufaddieren, sie akkumulieren. Bei sehr niedriger Dosierung sind sehr lange zeitliche Intervalle bis zum Auftreten des malignen Tumors möglich (bis zu 30 Jahre).
- Strahlenexponierte Zellen sind chemischen Karzinogenen gegenüber empfindlicher als normale Zellen.
- Chemische Karzinogene begünstigen eine durch onkogene Viren eingeleitete maligne Transformation.

Historische Anmerkung

Percival Pott (1713–1788), ein Chirurg aus London, teilte 1775 folgende Beobachtung mit: Bei Kaminkehrern traten gehäuft Hautkarzinome am Hodensack (Skrotum) auf; er führte dies auf die Rußexposition und nachlässige Reinigung zurück. Eine Kaminfegervereinigung veranlasste daraufhin ihre Mitglieder, täglich ein Bad zu nehmen, die Skrotalkarzinome traten danach nicht mehr auf.

Keine Maßnahme des öffentlichen Gesundheitswesens hat seither auf ebenso durchschlagende Weise eine bestimmte Krebsart eliminieren können.

Besondere ätiologische Aspekte

Für etwa 50 chemische Stoffe ist bisher beim Menschen eine kanzerogene Wirkung nachgewiesen worden.

- **Tabakrauchen** ruft mehr Karzinomerkrankungen hervor als alle anderen bekannten Karzinogene zusammen. Zigarettenrauchen erhöht das Risiko für Lungenkarzinome sowie für Krebserkrankungen der Mundhöhle, des Pharynx und Larynx. Die Ausscheidung der im Tabakrauch wirksamen Substanzen im Harn begünstigt das Auftreten von Harnblasenkarzinomen.

- **Asbest-Inhalation** führt zu Lungenkarzinomen und Pleuramesotheliomen; hier ist vor allem die berufliche Exposition von Bedeutung (Isoliermaterial im Bauwesen!).
- **Onkogene Ernährungsfaktoren** sind mit Sicherheit von großer Bedeutung; exakte und detaillierte Ursachen kennen wir jedoch nicht. Die starke Häufigkeitszunahme von Dickdarmkarzinomen wird auf eine verstärkte Einwirkung karzinogener Nahrungsmittelbestandteile zurückgeführt. Entscheidend ist auch die Dauer der Darmpassage, d. h. wie lange die schädlichen Substanzen auf die Darmschleimhaut einwirken können. Durch eine fett- und kohlenhydratarme, aber faserstoffreiche Nahrung wird die Darmpassage beschleunigt. Die Nahrung in den westlichen Industrieländern ist aber meist gegenteilig zusammengesetzt. Aus Nitriten oder Nitraten, also aus natürlichen oder zur Konservierung beigegebenen Nahrungsbestandteilen, können im Magen-Darm-Trakt Nitrosamine entstehen; diese sind sehr stark karzinogen wirksam. Magenkarzinome sind besonders häufig in Ländern, in denen viel geräucherte Speisen gegessen werden (Japan, skandinavische Länder, Chile, Alpenländer).
- **Aflatoxin**, das vom Pilz Aspergillus flavus produziert wird, induziert Leberkarzinome. Aber auch bei verdorbenen (oft für das freie Auge nicht sichtbar verschimmelten) Speisen aus dem Kühlschrank ist die Aufnahme von Aflatoxin möglich.
- **Alkoholkonsum** steigert das Risiko für Karzinome von Pharynx, Ösophagus und Leber.
- **Androgene** bzw. **anabole Steroide** (die beim Bodybuilding und Doping häufig eingenommen werden) können Leberzellkarzinome verursachen.
- **Orale Kontrazeptiva** können Leberzelladenome entstehen lassen.
- **Androgene und Östrogene:** Das Prostatakarzinom ist androgen-abhängig, beim Endometriumkarzinom und beim Mammakarzinom wirken Östrogene begünstigend.

anabole Steroide sind hormonartige Substanzen, die den Aufbaustoffwechsel fördern, d. h. die Bildung von Eiweißkörpern anregen.

Androgene = männliche Sexualhormone, haben eine ähnliche Wirkung.

orale Kontrazeptiva ist ein anderer Name für schwangerschaftsverhütende „Pillen".

9.8.3 Physikalische onkogene Faktoren

Ionisierende Strahlen

Alle ionisierenden Strahlungen sind ausnahmslos karzinogen.

Beispiele aus der älteren und jüngeren Vergangenheit:

Schneeberger-Lungenkrebs: In Schneeberg und Joachimsthal (mitteldeutsches Erzgebirge) erkrankten zahlreiche Arbeiter des Uranbergbaues infolge der Inhalation von Radon.

- **Pioniere der Röntgenologie**, die noch ungeschützt arbeiteten, bekamen multiple maligne Tumoren.
- **Überlebende der Atomangriffe auf Hiroshima und Nagasaki** erkrankten nach einer Latenzzeit von mehreren Jahren signifikant häufiger an Leukämien, Schilddrüsenkarzinomen, Lungenkarzinomen sowie vielen anderen Tumoren.
- **Die Reaktorkatastrophe von Tschernobyl (1986)** ist in ihren Auswirkungen noch nicht zur Gänze absehbar; die Häufung von malignen Neoplasmen ist in den direkt kontaminierten Gebieten der Ukraine eindeutig.

Die karzinogene Wirkung ionisierender Strahlen beruht auf einer (direkten oder indirekten) DNA-Schädigung. Die Aktivierung von Proto-Onkogenen spielt dabei sicher eine bedeutsame Rolle.

Rangliste der Häufigkeit von strahleninduzierten Tumoren

1. Leukämien
2. Schilddrüsenkarzinome (allerdings nur bei Jugendlichen)
3. Mamma-, Lungen- und Speicheldrüsenkarzinome
4. Verdauungstrakt, Skelett und Haut

UV-Strahlen

Übermäßige Sonnenbestrahlung führt zu Plattenepithelkarzinomen, Basaliomen und Melanomen der Haut.

Auch die UV-Strahlen üben ihren karzinogenen Effekt durch eine DNA-Schädigung aus. Hinzu kommt noch, dass UV-Licht die zellulären Immunitätsvorgänge hemmt. Es ist eine alte ärztliche Erfahrung, dass Sonnenbestrahlung die Abwehrreaktionen einschränkt und dadurch etwa Infektionskrankheiten leichter auftreten oder ausbrechen können (z. B. Tuberkulose).

9.8.4 Viren als onkogene Faktoren

Viren sind nur selten die onkogenen Alleinfaktoren. Meistens verursachen sie nur einen Schritt in der Tumor-Genese, laufende Forschungsergebnisse weisen jedoch darauf hin, dass Viren eine zunehmende Bedeutung in der Onkogenese zukommt.

Die Virus-DNA gelangt in den Kern der Wirtszelle und wird dort in das Genom eingebaut. Dadurch entsteht ein Tumor-Gen. Solche Tumor-Gene kodieren Mechanismen der malignen Transformation.

Onkogene DNA-Viren

- **Humane Papilloma-Viren (HPV)** verursachen:
  - Warzen an Haut und Genitalien
  - Papillome im Larynx
  - Vulva- und Zervixkarzinome
- **Herpes-simplex-Viren (HSV Typ 2)** verursachen:
  - Zervixkarzinome
- **Epstein-Barr-Virus (EBV)** verursacht:
  - verschiedene Typen von Hodgkin- und Non-Hodgkin-Lymphomen
  - Nasopharynx-Karzinom (vorwiegend in China)
- **Hepatitis-B- und -C-Viren** verursachen:
  - Leberkarzinom

Michael EPSTEIN (geboren 1921) ist ein englischer Pathologe,

Murray BARR (geboren 1908) ein kanadischer Anatom.

Pflegehinweise bei Tumorpatienten

Wichtigstes Ziel der Pflegemaßnahmen soll die Angstfreiheit des Patienten und die größtmögliche Erhaltung seiner Lebensqualität sein.

- Information zur beabsichtigten Therapie:
  - Was geschieht bei der geplanten Operation? Wie ist die Lebenssituation nachher?
  - Was ist bei einer Chemotherapie zu erwarten? Kommt es zu Übelkeit, Erbrechen, Haarausfall (die Möglichkeit besprechen, eine Perücke oder Mütze zu tragen)?
  - Wie erfolgt eine Strahlentherapie? Was für Hautveränderungen entstehen?
- Achten auf Schmerzäußerungen.
- Begleittherapie gegen Husten oder Erbrechen.
- Hilfe bei depressiver Stimmungslage.
- Infektionsschutz bei resistenzgeschwächten Patienten.
- Bereitschaft zum Gespräch bzw. zum Zuhören.
- Keine Aufdringlichkeit, wenn der Patient nicht reden will.
- Förderung und Unterstützung der Selbstständigkeit des Patienten (dem Patienten Aufgaben übertragen).

Wissenstest

1. *Was ist ein Neoplasma? (9.1)*
2. *Worin liegt der Unterschied zwischen benignen und malignen Neoplasmen? (9.2 und 9.4)*
3. *Was sind die Hauptgruppen einer Klassifikation der Tumoren? (9.3)*
4. *Warum muss jedes Neoplasma histologisch untersucht werden? (9.3 und 9.4.1)*
5. *Was sind maligne Lymphome? (9.3)*

6. *Beispiele für Tumoren des Nervensystems (9.3)*
7. *Was sind Leukämien? (9.3)*
8. *Wie viele Malignitätsgrade gibt es? (9.4.1)*
9. *Wie beurteilt man Tumorstadien? (9.4.2)*
10. *Auf welchen Wegen entstehen Metastasen? (9.4.3)*
11. *Welche Folgeerscheinungen maligner Tumoren gibt es? (9.5.1)*
12. *Was sind paraneoplastische Syndrome? (9.5.1)*
13. *Woran stirbt man bei einem malignen Tumor? (9.5.3)*
14. *Wie häufig sind die einzelnen malignen Neoplasmen? (9.6)*
15. *Wie hoch ist die Wahrscheinlichkeit, an einem malignen Tumor zu erkranken? (9.6.4)*
16. *Beispiele für Tumor-Risikofaktoren (9.6.5 bis 9.6.8)*
17. *Was bedeutet Karzinogenese? (9.7)*
18. *Was bewirkt ein Onkogen? (9.7)*
19. *Welche Ursachen für ein malignes Neoplasma gibt es? (9.8)*
20. *Gibt es angeborene Veranlagungen für Tumorkrankheiten? (9.8.1)*
21. *Beispiele für chemische onkogene Faktoren (9.8.2)*
22. *Wie wirken ionisierende Strahlen? (9.8.3)*
23. *Beispiele für Viren als onkogene Faktoren (9.8.4)*

10 Die entzündlichen Gewebereaktionen

Entzündungen sind komplexe Abwehrmechanismen gegen den Körper treffende, schädigende Einwirkungen.

Eine Entzündung ist eine Gewebereaktion (Antwort) auf einen Reiz (auslösender Faktor), der an seinem Einwirkungsort eine Nekrose verursachte.

Interstitium (lat.) = der Raum zwischen den organspezifischen Zellen (Parenchym). Er enthält Bindegewebe, Gefäße und Nerven, d. h. das Mesenchym.

Primärer Sitz der entzündlichen Gewebereaktion ist das Gefäß-Bindegewebe des Interstitiums; das dem Entzündungsherd zugeordnete Organparenchym wird stets nur sekundär in den Entzündungsvorgang einbezogen.

Da die Entzündung eine Auseinandersetzung zwischen gesunden und geschädigten Körperteilen darstellt, kann es keine „allgemeine Entzündung", sondern lediglich Entzündungsherde bzw. entzündlich veränderte Organe geben.

Zweck der Entzündung ist die Beseitigung bzw. Vernichtung des ursächlichen Entzündungsreizes sowie der Ersatz des zugrunde gegangenen Gewebes. Obwohl die Entzündung in „guter Absicht" (Abwehrreaktion) abläuft, kann es infolge von Gewebezerstörungen und Parenchymschäden zu schweren Erkrankungen kommen.

Die Entzündung ist eine Verteidigungsreaktion.

Der an einem Organ ablaufende Entzündungsvorgang wird im medizinischen Sprachgebrauch mit der Endung „-itis" bezeichnet (z. B. Hepatitis, Meningitis, Dermatitis u. a.).

10.1 Die Entzündungsreize bzw. auslösenden Faktoren

Lebende Einwirkungen

- **Mikroben**: Bakterien, Rickettsien, Mykoplasmen, Pilze, Protozoen, Viren.
- **Parasiten**: Würmer, Insekten u. a.

Nicht lebende Einwirkungen

- **physikalisch**: Hitze, Kälte, mechanische Einwirkungen (Traumen), elektrische Einwirkungen, Strahlen, Fremdkörper.
- **chemisch**: Säuren, Laugen, Toxine, Fermente, Stoffwechselprodukte.
- **immunologisch**: Antigen-Antikörper-Reaktionen.

10.2 Allgemeines Erscheinungsbild der Entzündung

10.2.1 Allgemeine Reaktionen

Fieber, Leukozytose (Vermehrung der Leukozyten im peripheren Blut), Vermehrung der Immunglobuline (Gammaglobuline) im Blutserum u. a.

10.2.2 Lokale Phänomene

Zeichen einer Entzündung

Alteration

Im Augenblick der Reizeinwirkung beginnt eine Veränderung der Blutzirkulation, eine Kontraktion der Arteriolen, die durch Mangeldurchblutung des Gewebes die Entstehung einer lokalen Gewebenekrose unterstützt (= **Alteration des Gewebes**).

– Gefäßbereitstellung damit viele Abwehrzellen hin können

Bereits wenige Minuten später geht diese Arteriolenkontraktion in eine Gefäßerweiterung über, wobei die daraus folgende stärkere Durchblutung einerseits eine hellrote Verfärbung (= **Rubor**), andererseits eine Steigerung der Stoffwechselvorgänge mit Wärmeentwicklung (= **Calor**) mit sich bringt.

Die Weitstellung der Blutgefäße führt zu einer Durchlässigkeitssteigerung der Gefäßwand und bedingt einen vermehrten Austritt von Blutflüssigkeit und Plasmabestandteilen aus der Strombahn in das umgebende Gewebe (= **Exsudation**). Dies hat eine Volumenvermehrung des Entzündungsbereiches (Schwellung = **Tumor**) zur Folge.

Bakteriämie – Bakterien im Blut aber keine Symptome

Die zunächst nur verlangsamte Blutströmung geht fließend in den totalen Strömungsstillstand über. Dies bedeutet völlige Unterbrechung der Sauerstoff- und Nährstoffzufuhr. Die bisher auf das interstitielle Bindegewebe beschränkten Veränderungen erfassen jetzt auch das zugeordnete Parenchym und lösen dort zunächst eine schwere Funktionsstörung (Dystrophie), später eine Koagulationsnekrose aus.

zuerst Breites Band an Antibiotika – dann gezielt

Die durch den Tumor ausgelöste Gewebespannung und die Erregung der sensiblen Nervenendstellen bedingen den Entzündungsschmerz (= **Dolor**).

Tumor und Dolor führen zur Funktionsstörung des betroffenen Organs (**Functio laesa**).

Sepsis – Blutvergiftung = Bakterien im Blut & Symptome machen (kann daran sterben) oder bleibende Schäden

– Bsp: Schülerin: Meningokokkensepsis
Whaterhouse Friedrichson Syndrom
– fängt an mit Kopfweh – blaue bis schwarze Flecken – Gerinnungsstörung

Cornelius CELSUS (25 v.–50 n. Chr.), römischer Schriftsteller, der das medizinische Wissen seiner Zeit zusammengefasst hat.

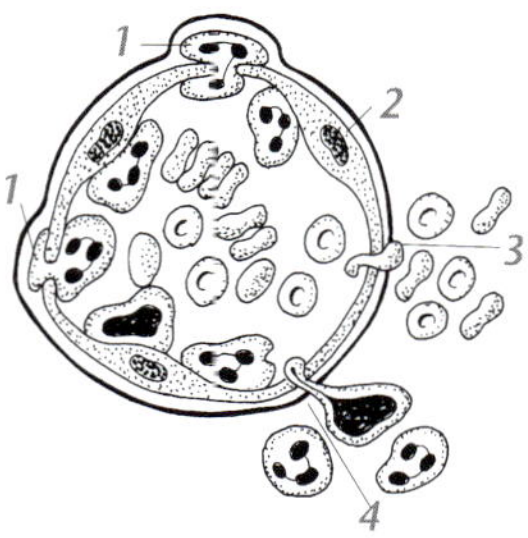

Abbildung 21: Bei einem entzündlichen Exsudat treten Blutzellen durch die Gefäßwand in das umliegende Gewebe aus: Leukozyten durchqueren die Gefäßwand (1). Blutgefäßwand mit Endothelzellen (2). Erythrozyten werden passiv herausgedrückt (3). Leukozyten und Monozyten im Gewebe = Exsudat (4).

Phagozytose (griech.) nennt man die Aufnahme von Gewebetrümmern, Fremdkörpern sowie Mikroorganismen durch spezielle Zellen, die Phagozyten. Sie werden auch „Fresszellen" genannt.

***Rubor – Calor – Tumor – Dolor – Functio laesa* kennzeichnen klinisch das Entzündungsgeschehen und werden als Kardinalsymptome der Entzündung (nach den Ärzten Galen und Celsus) bezeichnet.**

Austritt von Zellen aus den Blutgefäßen = Exsudation

(→ Abbildung 21)

Kurz nach dem Einsetzen der Blutzirkulationsstörung treten neutrophile Granulozyten durch die Gefäßwand aus und bewegen sich zum Entzündungsherd.

Mit dem Andauern der akuten Entzündungsphase erfolgt eine vermehrte Ausschwemmung von neutrophilen Leukozyten aus dem Knochenmark in die Blutbahn (**Leukozytose**), wobei der Anteil der nicht völlig ausgereiften Formen (Stabkernige) zahlenmäßig zunimmt (die so genannte **Linksverschiebung**).

Die neutrophilen Leukozyten sind die Abwehrzellen des akuten Entzündungsgeschehens. Im Gefolge der neutrophilen Leukozyten verlassen auch Monozyten die Blutbahn. Beide Zellarten sind zur Phagozytose befähigt und werden Mikrophagen (Leukozyten) bzw. Makrophagen (Monozyten) genannt. In Spätstadien der Entzündung treten auch Lymphozyten aus den Blutgefäßen aus. Eosinophile (die sich mit Eosin färben lassen) Leukozyten findet man bei allergischen Gewebereaktionen, aber auch bei parasitären Erkrankungen (z. B. Wurmbefall). Erythrozyten sind vor allem bei hämorrhagischen Entzündungen in großer Menge im Gewebe vorhanden.

Die Gesamtheit der aus dem Blut ausgetretenen Flüssigkeit, Eiweißkörper und Zellen wird als entzündliches Exsudat bezeichnet.

Proliferation

Mit dem Abklingen des akuten Entzündungsgeschehens setzt in der Randzone des Entzündungsherdes eine bindegewebige Zellwucherung ein, die zur Neubildung von Kapillaren und kollagenen Fasern führt. Wegen der – bei oberflächlichen Wunden – „gekörnten" Oberfläche wird dieses neu gebildete Gewebe als **Granulationsgewebe** bezeichnet.

Bedeutung des Granulationsgewebes: Deckung des durch die Entzündung entstandenen Gewebedefektes. Ist dieses Ziel erreicht, so wandelt sich das Granulationsgewebe unter Verödung der Gefäße und Zellverminderung in ein gefäß- und zellarmes, faserreiches Narbengewebe um.

Art und Ausmaß einer Entzündung sind abhängig von:

1. ***Der Intensität und Einwirkungsdauer des Reizes.***
2. ***Der Abwehrkraft des Organismus.***

   Diese wird beeinflusst durch
   - ***das Alter:*** **Je älter ein Patient ist, umso geringer ist seine Abwehrkraft.**
   - ***den Ernährungszustand:*** **Bei Eiweißmangel ist die Abwehr vermindert.**
   - ***die Fähigkeit zur Bildung von Antikörpern.***
   - ***Stoffwechselstörungen:*** **Sie verursachen eine Abwehrschwächung (z. B. Diabetes).**
   - ***die Blutversorgung:*** **Eine mangelhafte Durchblutung (Gefäßerkrankung, Herzleiden) begünstigt die Entstehung einer Entzündung.**
   - ***die Beschaffenheit des Gefäßbindegewebes:*** **Je derber (= faserreicher) ein Bindegewebe ist, umso größer ist sein Widerstand gegenüber entzündlicher Reizeinwirkung. Je lockerer ein Bindegewebe ist und je größer die Zwischenräume sind, umso rascher und ausgedehnter erfolgt die Ausbreitung eines Entzündungsprozesses.**

10.2.3 Steuerung des Entzündungsvorganges

Eine Entzündung wird durch einen Reiz bzw. eine Schädigung ausgelöst. Die Reaktion wird durch Mediator-Substanzen zum Ablaufen gebracht. Dadurch wird verständlich, dass ungeachtet der Vielzahl unterschiedlicher Ursachen eine Entzündungsreaktion nur in wenigen Varianten abläuft.

Faktoren und Mediator-Substanzen, die vor allem die Wechselwirkung zwischen den „Entzündungszellen" steuern, werden mit der Sammelbezeichnung **Zytokine** zusammengefasst. Es sind dies Proteine, deren Hauptfunktion es ist, wechselseitige Beeinflussungen zu regulieren. Die Funktionsabläufe sind komplex vernetzt – das gilt für alle beteiligten Zellarten, insbesondere für die immunkompetenten Zellen.

Zytokine sind Botenstoffe, die von Blut- und Gewebezellen produziert werden und der Übermittlung biologischer Signale dienen.

10.3 Einteilungsprinzipien der Entzündung

10.3.1 Einteilung nach Dauer und Verlauf

Perakute Entzündung

Schlagartiger Beginn → kurzer Verlauf → meist tödlicher Ausgang.

Beispiele: Meningokokkensepsis

- Sepsis miliaris acutissima tuberculosa,
- perakute Glomerulonephritis,
- eventuell Grippeinfektionen.
- Waterhouse Friedrichsen Sepsis

Akute Entzündung

Plötzlicher Beginn → symptomenreicher Verlauf → kurze Dauer → häufig Heilung oder Übergang in sekundär-chronische Entzündung.

Beispiele:

- Abszess,
- akute Pneumonie.

Chronische Entzündung

Primär-chronische Entzündung chron

Beginn meist nicht sicher feststellbar → langsamer, schleichender Verlauf über die Zeit → Defektheilung.

Beispiele:

- Organtuberkulose,
- chronische Polyarthritis.

Sekundär-chronische Entzündung v. akut in chr.

Übergang einer akuten Entzündung in die chronische Verlaufsform.

Beispiele:

- chronische Pneumonie,
- chronische Dysenterie.

Rezidivierende Entzündung

Ablauf in Schüben mit symptomfreien Intervallen (Remissionen) und Wiederaufflackern (Exazerbation) des Entzündungsgeschehens.

Beispiel:

- Gelenksrheumatismus.

10.3.2 Einteilung nach der Art des vorherrschenden Entzündungsgeschehens

Es wird zwischen (vorwiegend) exsudativen, alterativen und proliferativen Entzündungsformen unterschieden:

- Die **Exsudation** ist das Austreten von flüssigen (Blutplasma und darin gelösten Eiweißkörpern, z. B. Fibrinogen) und zellulären (Granulozyten, Lymphozyten, Erythrozyten) Blutbestandteilen in das umgebende Gewebe (→ Abbildung 21, Seite 108).
- Die **Alteration** ist die Schädigung des betroffenen Gewebes, d. h. Dystrophie und Nekrose.
- Die **Proliferation** ist eine entzündungsbedingte lokale Vermehrung bindegewebiger Strukturen = Granulationsgewebe (Bindegewebezellen, Bindegewebefasern, Blutgefäße).

10.3.3 Exsudative Entzündungsformen

Seröse und katarrhalische Entzündung

Ihr Kennzeichen ist der Austritt eiweißreicher, jedoch fibrinarmer Flüssigkeit aus den Kapillaren in benachbarte Gewebe oder Hohlräume.

Bei der serösen und katarrhalischen Entzündung ist das entzündliche Exsudat Serum, gegebenenfalls vermischt mit Schleim.

Serum (lat.) = jener Anteil des Blutes, der keine Blutkörperchen, keine Thrombobozyten und kein Fibrinogen enthält. Das Serum ist leicht gelblich gefärbt.

Beispiele:

Pleura, Perikard, Peritoneum: Die seröse Haut zeigt eine entzündliche Blutfülle, in Hohlräumen sammelt sich klares, seröses Exsudat an. Die Abheilung erfolgt gewöhnlich mit völliger Wiederherstellung.

Haut: Blasenbildung nach Insektenstich, Strahlen, Verbrennung.

Schleimhäute: An Schleimhäuten mit der Fähigkeit zur Schleimbildung (Respirations- und Verdauungstrakt) kommt zur entzündlichen serösen Exsudation eine Überproduktion von Schleim hinzu: Das ist die katarrhalische Entzündung (z. B. Schnupfen, Bronchitis).

Katarrh (griech.) = das Herabfließende. Im medizinischen Sinn bedeutet es „schleimartig".

Fibrinöse (pseudomembranöse) Entzündung

Kennzeichen ist der Austritt eiweiß- und fibrinogenreicher Flüssigkeit, wobei das Fibrinogen als Fibrin ausgefällt wird (→ Abbildung T13, Seite 188).

Fibrin: Der normale Bluteiweißkörper Fibrinogen gerinnt außerhalb der Blutgefäße zum Faserstoff Fibrin.

Plasma (griech.) = jener Anteil des Blutes, der Proteine und Fibrinogen, aber keine Zellen enthält.

Bei der fibrinösen Entzündung ist das entzündliche Exsudat Plasma.

Beispiele:

Seröse Häute: Die Serosa ist von einem gelblich-weißlichen, matten Belag (Pseudomembran) bedeckt.

Sind bei Pleura oder Perikard gleichzeitig beide Blätter (viszerales und parietales) mit Pseudomembranen bedeckt, so entsteht bei Verschiebungen der Blätter gegeneinander ein Reibungsgeräusch. Geht die fibrinöse Exsudation mit einer serösen Exsudation (= entzündlicher Erguss) einher (serös-fibrinöse Entzündung), so tritt an die Stelle des Reibegeräusches eine durch Perkussion nachweisbare Dämpfung. Die fibrinösen Beläge werden in der Regel nicht aufgelöst, sondern durch Einsprossung eines Granulationsgewebes „organisiert". Das Granulationsgewebe geht später in Narbengewebe über.

Perkussion (lat.) = Durch Abklopfen der Körperoberfläche kann man anhand der unterschiedlichen gehörten Geräusche auf den Zustand der darunter liegenden Körperteile schließen.

Organisieren bedeutet in diesem Zusammenhang die Abgrenzung, den Umbau und den Ersatz von nekrotischem Material durch Granulationsgewebe.

Werden beide Blätter der serösen Haut erfasst, so entstehen durch Organisation strangförmige Adhäsionen oder flächenhafte Verwachsungen.

Schleimhäute: Je nach dem Verhalten der Schleimhaut unter der Pseudomembran werden zwei Varianten unterschieden:

- Pseudomembranös-fibrinöse Entzündung: Die Auflagerungen sind leicht von der Oberfläche ablösbar, die Veränderung heilt mit völliger Wiederherstellung ab.
- Pseudomembranös-nekrotisierende Entzündung: Unter der Pseudomembran bildet sich eine Gewebenekrose. Eine Abstoßung der Pseudomembran hat daher die Entstehung von Substanzverlusten (Geschwüre = Ulzera) zur Folge. Der Gewebedefekt, der dabei entsteht, kann nur durch Granulationsgewebe gedeckt werden; es kommt immer zu einer Narbenbildung.

Welche der beiden Formen fibrinöser Entzündung entsteht, hängt von der Schwere der Einwirkung der entzündungsauslösenden Ursache ab (Diphtherie, Grippe).

Eitrige Entzündung

Kennzeichen ist die massive leukozytäre Exsudation. Dabei wird **Eiter (= Pus)** gebildet. Eiter ist eine Flüssigkeit, die aus lebenden und zugrunde gegangenen Leukozyten, nekrotischen Gewebeteilen und eventuell Bakterien besteht (→ Abbildung T14, Seite 188).

Bei einer eitrigen Entzündung ist das entzündliche Exsudat Eiter.

Ursache sind bakterielle Eitererreger, aber auch Fremdkörper, artfremdes Eiweiß u. a.

Beispiele:

Eitrige Entzündungen in Hohlräumen (Empyem): Eiteransammlungen in Hohlräumen werden je nach Lokalisation als Empyem der Pleurahöhle (Pyothorax), Empyem des Herzbeutels (Pyoperikard) oder diffuse eitrige Peritonitis bezeichnet.

Eiteransammlungen können aber auch in Hohlorganen auftreten: Empyem der Gallenblase, Empyem der Tuben (Pyosalpinx), Empyem der Appendix, Eiteransammlung im Nierenbecken (Pyonephrose), Eitersammlung in Gelenkshöhlen u. a.

Eitrige Entzündungen im Gewebe

Die Phlegmone

Bei einer Phlegmone breitet sich eine eitrige Entzündung flächenhaft über größere Bereiche aus (→ Abbildung T17, Seite 188). Meist ist sie verursacht durch Bakterien, z. B. Streptokokken, mit Produktion von Gewebe aufschließenden Fermenten (= Hyaluronidase).

Der Abszess

Ein Abszess (= abszedierende Entzündung) ist eine eitrige Entzündung im festen Gewebe mit Nekrose und Höhlenbildung, wobei in der Höhle Eiter auftritt (→ Abbildung T16, Seite 188).

Charakteristikum der abszedierenden Entzündung ist somit die Gewebezerstörung mit nachfolgender Verflüssigung.

- **Metastatisch-pyämische Abszesse** sind zahlreiche auf dem Blutweg in alle Organe verstreute kleine Abszessbildungen im Rahmen einer Septikopyämie.
- **Furunkel** oder **Karbunkel** sind größere Abszedierungen durch Zusammenfließen von Einzelherden im Bereich der Haut.

Hämorrhagische Entzündung

Bei der hämorrhagischen Entzündung enthält das entzündliche Exsudat reichlich Erythrozyten und erscheint daher „blutig“ (→ Abbildung T15, Seite 188).

Kennzeichen ist eine schwere entzündliche Schädigung der Gefäßwände mit massivem Durchtritt von Erythrozyten in seröse, fibrinöse oder eitrige Exsudate.

Beispiele:

- Virusgrippe,
- Erysipel,
- Pest,
- Milzbrand,
- Psittakose,
- Pocken,
- Urämie.

10.3.4 Alterative, nekrotisierende Entzündungsformen

Kennzeichen ist die vorherrschende Gewebenekrose.

Beispiele:

- Nekrotisierende Tonsillitis,
- Appendizitis,
- Typhus abdominalis,
- Verkäsung (Tuberkulose).

Schwere nekrotisierende Entzündungen treten vor allem bei Störungen der Abwehrkraft des Organismus auf.

Nekrosen können aus dem Gewebeverband herausgelöst und abgestoßen werden. Die Folge ist ein Substanzverlust der Oberfläche = ein Ulkus, ein Geschwür. Die Abheilung erfolgt durch Granulationsgewebe- bzw. Narbenbildung.

Betrifft die Nekrose ein festes Organ mit Ausführungssystem (z. B. Lunge, Leber, Nieren, Mamma, Drüsen), so wird nekrotisches Gewebe über den im Organ vorhandenen Transportweg abgeräumt. Die Folge: Es bilden sich Kavernen.

Betrifft die Nekrose ein festes Organ ohne Ausführungssystem (z. B. Milz), so wird die Nekrose durch Granulationsgewebe organisiert oder, wenn es zu groß ist, bindegewebig abgekapselt.

Gangräneszierende (verjauchende) Entzündung

Kennzeichen ist eine Infektion mit einem unterschiedlich zusammengesetzten Bakteriengemisch bei allgemeiner Abwehrschwäche. Dabei wird nekrotisches Gewebe in eine missfärbige und übel riechende, schmelzende und sich verflüssigende Nekrose übergeführt (z. B. Dekubitalgeschwür).

10.3.5 Proliferative Entzündungsformen

Proliferative, granulierende, entzündliche Gewebereaktionen

Kennzeichen ist die Bildung eines Granulationsgewebes.

Ein Granulationsgewebe tritt besonders dann auf, wenn größere Gewebenekrosen bzw. große Exsudatmengen vorliegen. Das Granulationsgewebe stammt aus dem intakt gebliebenen Gefäß-Bindegewebe am Ort der Entzündung und besteht hauptsächlich aus Makrophagen, Leukozyten, Fibroblasten und Bindegewebefasern.

Beispiele:

- **Nekrosen in einem festen Organ (z. B. Abszess, Kaverne):** Entweder wird der Gewebedefekt durch Granulationsgewebe ausgefüllt (= Narbenbildung) oder er wird umwachsen (= Abkapselung).

- **Defekte an Oberflächen (Geschwüre):** Sie werden durch Granulationsgewebe ausgefüllt und vernarben anschließend.

- **Fibrinexsudat innerhalb von Organen (z. B. Pneumonie):** Wird das Fibrin nicht vorher aufgelöst, erfolgt durch einsprossendes Granulationsgewebe eine Organisation und spätere Vernarbung.

- **Fibrinexsudat an Oberflächen (z. B. Pleuritis):** Organisation durch Granulationsgewebe, häufig bindegewebige Verwachsungen.

Spezifische proliferative (granulomatöse) Entzündungen

Bei bestimmten Entzündungen treten als entzündliche Reaktion Granulome auf.

Ein Granulom ist ein knötchenförmig angeordnetes Granulationsgewebe, das häufig einen für einzelne Krankheiten charakteristischen Aufbau hat.

Bei so genannten spezifischen Granulomen zeigt der feingewebliche Aufbau der Granulome besondere (spezifische) Eigenheiten, die Rückschlüsse auf die auslösende Ursache gestatten – das sind so genannte spezifische Entzündungen (z. B. Tuberkulose, Lues, Lepra, Rheumatismus u. a.).

Spezifische Entzündungen

- **werden durch „spezifische" Ursachen hervorgerufen oder**
- **sind durch ein einigermaßen charakteristisches Granulationsgewebe ausgezeichnet.**

Allgemein gilt jedoch: Spezifität gibt es nur nach den Ursachen (Erregernachweis!), nicht nach den morphologischen Reaktionen.

Fremdkörpergranulome

Körperfremde Stoffe (Glassplitter, Kristalle, Nahtmaterial, Holzsplitter, Geschossteile usw.) werden je nach ihrer Größe entweder phagozytiert oder sie verursachen Entzündungen. Im letzteren Falle werden diese als „Fremdkörper" wirkenden Substanzen von Granulationsgewebe umwachsen (Fremdkörpergranulom). Zweck dieser Granulome ist die Abkapselung des Fremdkörpers und damit der Schutz des umgebenden normalen Gewebes vor der mechanischen bzw. chemischen Fremdkörpereinwirkung.

Wissenstest

1. *Definition einer Entzündung (10.)*
2. *Was ist der Zweck einer Entzündung? (10.)*
3. *Welche Entzündungsreize gibt es? (10.1)*
4. *Wie entstehen die Kardinalsymptome einer Entzündung? (10.2)*
5. *Was ist ein Exsudat? (10.2)*
6. *Nach welchen Gesichtspunkten kann man die Entzündungen einteilen? (10.3)*
7. *Welche Typen der chronischen Entzündung gibt es? (10.3.1)*
8. *Welche exsudativen Entzündungsformen gibt es? (10.3.3)*
9. *Beispiele für ein Empyem (10.3.3)*
10. *Was ist der Unterschied zwischen Phlegmone und Abszess? (10.3.3)*
11. *Was ist ein Granulationsgewebe? (10.3.5)*
12. *Was versteht man unter einem spezifischen Granulom? (10.3.5)*

– aktive & passive Impfung

11 Gewebeersatz und Wundheilung

11.1 Gewebeersatz

Es gibt zwei verschiedene Formen von Gewebeersatz.

- Ersatz von normalem Gewebe, das durch funktionelle Beanspruchung „abgenützt“ wurde: Das ist die **Regeneration**. Das abgenützte Gewebe wird meist so ersetzt, dass seine ursprüngliche Funktion voll erhalten bleibt.
- Ersatz von normalem Gewebe, das durch einwirkende Schädigungen zerstört wurde: Das ist die **Reparation**. Dabei findet häufig eine Defektheilung statt (funktionell minderwertiger Gewebeersatz).

Regeneration und Reparation

Die Gewebe des menschlichen Körpers haben stark unterschiedliche Fähigkeiten der Regeneration.

- **Wechselgewebe:** Die Zellen werden normalerweise regelmäßig ausgewechselt, ihre speziellen Fähigkeiten bleiben uneingeschränkt erhalten.

Beispiele:

__Epidermis, Schleimhäute (z. B. Endometrium), Blut- und Knochenmarkszellen.

- **Dauergewebe**: Es besteht nur eine sehr eingeschränkte Fähigkeit der Zellerneuerung; überwiegend erfolgt eine Reparation.

Beispiele:

__Organparenchyme (Leber, Niere, Pankreas u. dgl.), Herzmuskulatur, Skelettmuskulatur, Bindegewebe (Mesenchym).

- **Ruhegewebe**: Zugrunde gegangene Zellen können nicht mehr ersetzt werden; bei einem Defekt besteht lediglich die Möglichkeit einer Narbenbildung.

Beispiele:

__Nervengewebe.

Erfolgt eine Regeneration in der Weise, dass eine vollkommene Wiederherstellung erfolgt, bezeichnet man dies als **Restitutio ad integrum**. Dies ist nur bei Wechselgeweben möglich. Bei Dauergeweben und Ruhegeweben ist lediglich eine (unterschiedlich ausgeprägte) bindegewebige **Narbenbildung** möglich. Dies bedeutet immer den Verlust der spezifischen Funktion und somit eine irreversible Schädigung, die als dauernder Defekt zurückbleibt.

Restitutio ad integrum (lat.) = Wiederherstellung des unversehrten Zustandes = völlige Heilung.

Der Ersatz zugrunde gegangener Zellen erfolgt entweder durch Regeneration der Gewebezellen oder Reparation, durch Ersatz mit minderwertigem Material (Narbengewebe = Defektheilung).

11.2 Wundheilung

Intentio (lat.) = Anstrengung, Anlauf.

per primam = p. p. Heilung, d. h. Wundheilung im ersten Anlauf.

per secundam = p. s. Heilung, d. h. Wundheilung im zweiten Anlauf.

Primäre Wundheilung (Heilung per primam intentionem)

(→ Abbildung 22)

Die Verklebung der Wundränder erfolgt innerhalb weniger Stunden, die Herstellung der Gewebeverbindung ist in drei Tagen vollendet. Die Vernarbung ebenso wie die Epithelerneuerung ist in sieben bis acht Tagen abgeschlossen. Daher dauert die unkomplizierte postoperative Wundheilung etwa sechs bis acht Tage.

Abbildung 22: Ablauf einer primären Wundheilung = p. p. Heilung

Primäre Heilung einer Schnittwunde

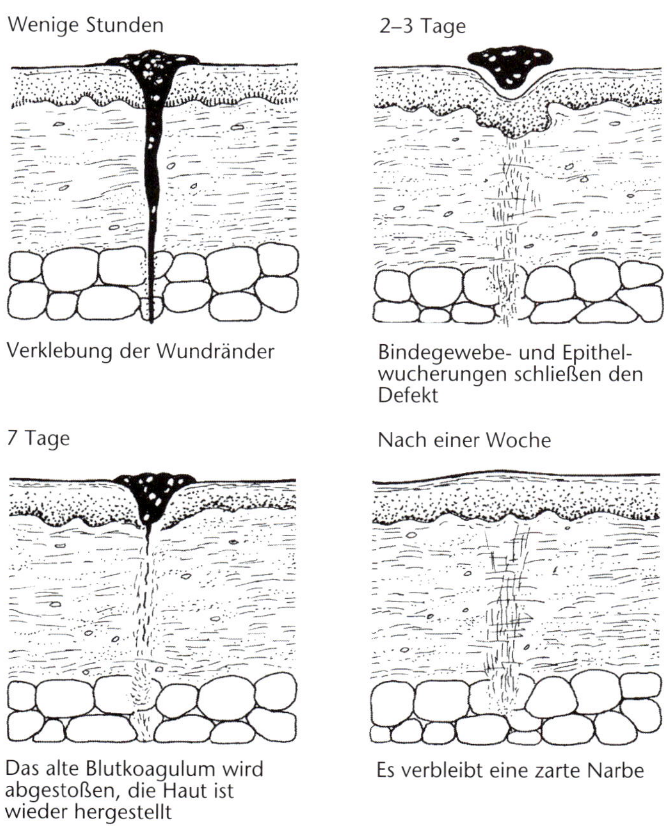

Sekundäre Wundheilung (Heilung per secundam intentionem)

(→ Abbildung 23)

Eine sekundäre Wundheilung findet bei größeren Gewebedefekten bzw. bei infektiös-entzündlichen Komplikationen statt. Der Ersatz des zerstörten Gewebes durch Granulationsgewebe erfolgt langsamer und führt zur Bildung von minderwertigem Narbengewebe. Eine übermäßige Granulationsgewebebildung wird als „wildes Fleisch"(Caro luxurians) bezeichnet. Erfolgt im Rahmen einer Wundheilung eine übermäßige, grobwulstige Narbenbildung, so bezeichnet man dies als **Narben-Keloid**.

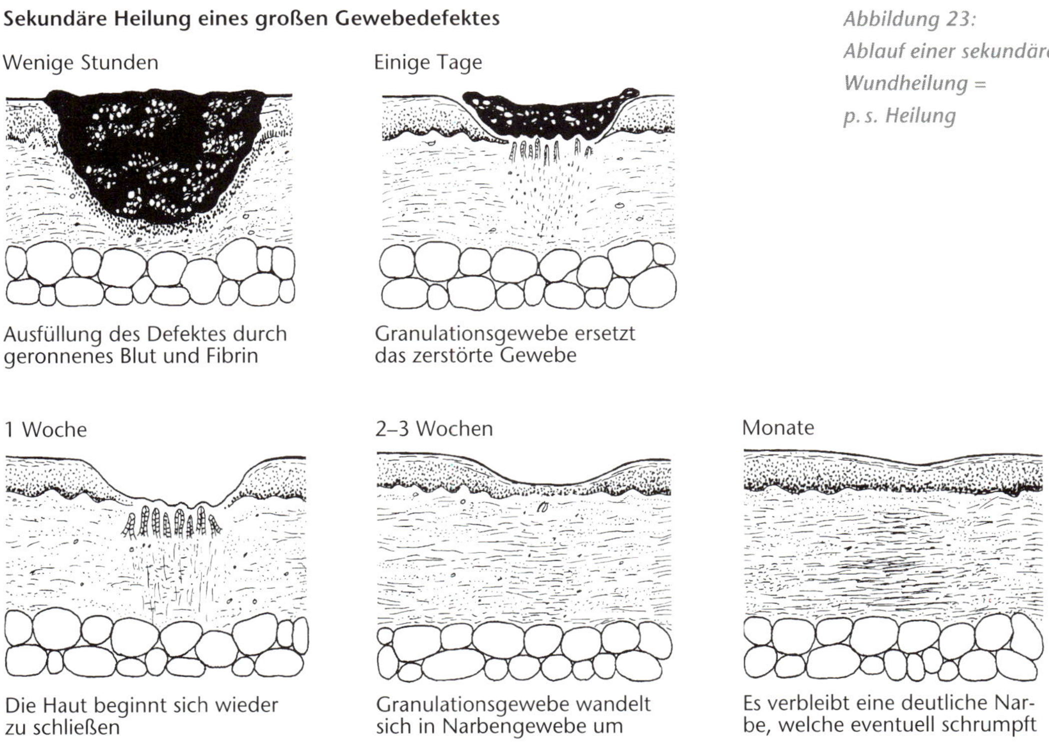

Abbildung 23: Ablauf einer sekundären Wundheilung = p. s. Heilung

> ### *Die Ziele eines Wundheilungsvorganges sind:*
>
> - **Beseitigung des nekrotischen Materials durch Phagozytose.**
> - **Möglichst weitgehende Regeneration des spezifischen Gewebeparenchyms.**
> - **Neubildung von Bindegewebe (Fibroblasten und Kapillaren) bzw. von Granulationsgewebe, um einen eventuell größeren Gewebedefekt auszufüllen.**
> - **Narbenbildung, wenn eine vollständige Regeneration nicht möglich ist.**

11.3 Heilung von Knochenbrüchen

Fractura (lat.) = Bruch.

Callus (lat.) = schwieliges Narbengewebe.

Die Heilung von Knochenbrüchen läuft in verschiedenen Stadien ab:

1. **Frakturhämatom** (Blutung um die Bruchstelle).
2. **Organisation** des Frakturhämatoms durch Granulationsgewebe, Bildung eines **bindegewebigen Kallus** (kollagenes Bindegewebe, das die beiden Frakturenden miteinander verbindet (Dauer: eine Woche).
3. **Provisorischer knöcherner Kallus:** Knochenneubildung im bindegewebigen Kallus (Dauer: drei Wochen).
4. **Definitiver Kallus:** Ersatz durch reguläres Knochengewebe; allmähliche Wiederherstellung der Form (Dauer: Wochen bis Jahre).

11.4 Das Prinzip der Nervenheilung

Zugrunde gegangene Nervenzellen werden nicht ersetzt. Bei erhaltener Nervenzelle kann ein geschädigter Zellfortsatz (Neurit) regeneriert werden. Die Regeneration geht vom intakt gebliebenen Anteil aus, d. h. die Neurofibrillen wachsen wieder in die Länge. Dazu benötigen sie allerdings die degenerierten Reste des zugrunde gegangenen Nerventeiles als „Leitschiene". Finden die getrennten Nerventeile keinen Kontakt (Blutung im Wundgebiet, Zwischenlegung von Muskeln oder bei Amputationen) so bilden die Nervenfasern knäuelartige, tumoröse Proliferationen, so genannte Amputationsneurome.

11.5 Lokale Störungen und Komplikationen der Wundheilung

Hospitalismus = während eines Krankenhausaufenthaltes eingetretene Schädigung des Patienten. Nicht selten kommt es zu Wundinfektionen durch Bakterien aus dem Hospitalmilieu, daher ist strengste Einhaltung der Hygienevorschriften erforderlich.

Wundinfektion

Die Verhütung einer Infektion hängt zu einem guten Teil vom aseptischen Arbeiten der Ärzte und des Pflegepersonals ab. Sehr oft gelangen gefährliche Keime (hospitalisierte Erreger!) erst im Spitalsmilieu in die Wunde.

Im Gegensatz zu frischen Wunden sind ältere Defektwunden mit geschlossener Granulationsfläche kaum mehr infektanfällig. Sie sind zwar immer von verschiedensten Keimen besiedelt, aber diese Kontamination führt nicht zu einer Infektion. Gelegentlich wirken allerdings die lokalen Keime der Granulationsoberfläche hemmend auf die Epithelisierung.

Eine Wundinfektion wird durch folgende Bedingungen gefördert:

- **Anzahl sowie Art der Bakterien:** In vielen Fällen handelt es sich um Mischinfektionen. Lokale Wundpflege und Säuberung sind hier die wichtigsten Maßnahmen.
- **Zeitpunkt:** Die Gefahr einer Wundinfektion hängt wesentlich vom Zeitpunkt ab, in dem der Arzt eingreift.

Die ganz frische Wunde ist gegenüber dem Eindringen der Erreger und hinsichtlich der Ausbreitung bakterieller Toxine schutzlos, da sich noch kein Abwehrmechanismus gebildet hat. Gut mit Blutgefäßen versorgtes Granulationsgewebe, das reichlich Mikro- und Makrophagen enthält, bietet den Erregern erheblichen Widerstand. Aus diesen Gründen und auch deshalb, weil die spezifischen und unspezifischen Abwehrmechanismen einige Zeit benötigen, um sich voll zu entfalten, verbessern sich im Wundgebiet mit der Zeit die Abwehrleistungen.

Ältere Wunden mit reichlich Granulationsgewebe zeigen erfahrungsgemäß eine eher geringe Infektanfälligkeit.

- **Nekrosen im Wundbereich:** Liegen ausgedehnte Nekrosen vor, werden dadurch bakterielle Infektionen gefördert. Daher sind Wunden mit Gewebequetschungen, Zerreißungen und Taschenbildungen besonders gefährdet. Solche Wunden werden daher nie primär geschlossen, ohne dass eine umfassende Wundexzision stattgefunden hätte.
- **Durchblutungsstörung des Gewebes:** Eine Wundinfektion entsteht leichter, wenn eine Durchblutungsstörung in der Umgebung der Wunde besteht (z. B. arteriosklerotische oder diabetische Angiopathien).
- **Fremdmaterial:** Experimentell wurde nachgewiesen, dass für die Erzeugung eines subkutanen Abszesses eine Million Keime eingebracht werden müssen. Werden die Keime zusammen mit einem ungeknoteten Faden eingebracht, sind nur 10.000 Keime erforderlich (zusätzlicher Fremdkörperreiz). Bei Einbringen der Keime mittels eines geknoteten Fadens (Fremdkörperreiz und lokale Unterbrechung der Blutzufuhr) sind sogar nur 100 Keime für die Erzeugung eines subkutanen Abszesses, d. h. einer Eiterung, notwendig.

Wundruptur = Wunddehiszenz

Als Wundruptur bezeichnet man das Aufgehen einer Wunde, die vorher durch eine chirurgische Naht verschlossen wurde.

Serombildung

Bleibt im Wundbereich ein größerer Hohlraum bestehen, füllt er sich mit Blut, Plasma und Lymphe an. Dies stört den Ablauf der Wundheilung. Die Blutzellen zerfallen, es entsteht eine gelbliche oder gelblichbraune Flüssigkeit. Der Hohlraum wird durch Bindegewebezellen abgegrenzt. Man bezeichnet diesen mit Flüssigkeit gefüllten Hohlraum im Wundgebiet als **Serom**.

Fremdkörpergranulom

Um nicht resorbierbare Fremdkörper (Nahtfäden, Bestandteile von Handschuhpuder, kristalline Substanzen) bilden sich chronisch entzündliche Fremdkörpergranulome, die die Wundheilung verzögern und noch lange Zeit in der Narbe bestehen bleiben und Beschwerden hervorrufen können.

Traumatische Epidermoidzysten

Bei Hautverletzungen können kleinere Teile der Epidermis in die tieferen Schichten der Wunde verlagert werden. Dies kommt manchmal auch bei chirurgisch gesetzten Wunden vor. Die verpflanzten Epidermisanteile wachsen im Inneren der Wundzone weiter, bilden Hornmassen und führen so zur Entstehung einer **Epidermoidzyste = Epidermiseinschlusszyste**.

Fistelbildungen sind auf solchen Wegen ebenfalls nicht selten.

Narbenneurome

Nach Durchtrennung peripherer Nerven entwickeln sich im Verlauf der Wundheilung oft **Narbenneurome**, die aus gewucherten Nervenstümpfen bestehen.

Hyperplastische Narben und so genannte Keloide

Die Entwicklung ungewöhnlich großer Narben hat nicht nur ästhetische Folgen, sondern kann auch erhebliche funktionelle Behinderungen mit sich bringen, vor allem durch so genannte **Narbenkontrakturen**.

Hyperplastische Narben bilden sich, wenn die Wunde besonderen Zugkräften ausgesetzt ist.

Darin unterscheiden sich hyperplastische Narben vom **Keloid**, das auch ohne ungewöhnliche mechanische Einflüsse, zum Teil konstitutionsbedingt, auftreten kann. Ein Keloid ist oft tumorartig vorspringend, an der

Haut entstellend und besteht aus dicken Kollagenfasern. Keloidbildungen in besonderem Ausmaß zeigen beispielsweise Afrikaner.

Chronische Wunden

Zuweilen scheinen Wunden über viele Wochen keine Heilungstendenz zu haben. Meist liegt eine der folgenden Ursachen vor:

- Arterielle oder venöse Zirkulationsstörung,
- Fremdkörper in der Wunde,
- Tuberkulose,
- Tumoren,
- Missbildungen, die die Wundheilung stören,
- „trophische Geschwüre“ an nicht mehr mit Nerven versorgten (denervierten) Körperteilen,
- Geschwüre nach ionisierender Bestrahlung,
- Selbstverstümmelungen psychisch kranker Patienten.

11.6 Allgemeine Faktoren, die sich auf die Wundheilung störend auswirken

Alter

Die Erfahrung, wonach bei alten Menschen häufiger Wundheilungsstörungen auftreten als beim Kleinkind, beruht vor allem auf Unterschieden in der Dichte des Kapillarnetzes und der arteriellen Versorgung.

Das Alter an sich hat auf die Wundheilung einen geringen Einfluss; lediglich über den Weg zusätzlicher Veränderungen wie Arteriosklerose, Diabetes mellitus u. a. kann es zu einer Störung der Wundheilung erheblichen Ausmaßes kommen.

Unterernährung und Mangelzustände

- **Schwere Hungerzustände** können die Wundheilung erheblich oder fast gänzlich hemmen. Zumindest wird der Aufbau des Granulations- und Narbengewebes verzögert.
- **Ascorbinsäure (Vitamin C)** spielt für die Bildung von kollagenen Fasern eine wichtige Rolle. Besteht ein Vitamin-C-Mangel, wird die Neubildung kollagener Fasern verzögert oder findet überhaupt nicht statt. Als Folge einer solchen Störung kommt es zu einer ungenügenden Reißfestigkeit der Wundnarbe, sodass Wundrupturen (Wunddehiszenzen) auftreten können.

- **Mangel an anderen Vitaminen:** Störungen der Wundheilung sind bei verschiedenen Hypovitaminosen beobachtet worden. Von Wichtigkeit ist **Vitamin K**, das für die Bildung von Gerinnungsfaktoren benötigt wird.
- **Mangel an Spurenelementen:** Beobachtungen aus der Veterinärpathologie lassen vermuten, dass ein **Zinkmangel** die Wundheilung beeinträchtigt. Nachteilig wirkt sich auch ein **Eisenmangel** aus.

Allgemeine Anämie

Anämische Zustände, gleichgültig wie sie entstanden sind, wirken sich auf die Wundheilung hemmend aus. Neben dem **Sauerstoffmangel** ist zu bedenken, dass auch ein **Eisenmangel** die Wundheilung stört.

Medikamentös und hormonell bedingte Verzögerungen der Wundheilung

- **Antiphlogistika**, d. h. Medikamente, die einen entzündungshemmenden Effekt erzielen, können alle grundsätzlich auch die Wundheilung verzögern. Von besonderer Bedeutung sind die Glukokortikosteroide, die – in therapeutischen Dosen verabreicht – eine gewisse Hemmung der Wundheilung mit sich bringen. Bei lokaler Applikation tritt diese Eigenschaft noch deutlicher hervor als bei systemischer Einwirkung.
- Während einer **Behandlung mit Zytostatika** (Chemotherapie) werden schwere Störungen im Aufbau von Granulations- und Narbengewebe beobachtet.
- **Hormone**, die die Ansprechbarkeit der in die Wundheilung einbezogenen Organe, insbesondere der Blutgefäße, auf Katecholamine erhöhen, hemmen die Wundheilung. Dasselbe gilt für eine länger dauernde Verabreichung höherer Dosen von Noradrenalin oder Adrenalin.
- **Vasokonstriktion** (Verengung der Blutgefäße) hemmt die Wundheilung. Umgekehrt kann durch hyperämisierende (den Blutdurchfluss steigernde) Mittel eine Beschleunigung der Wundheilung erzielt werden.

Auswirkungen von Allgemeinerkrankungen auf die Wundheilung

Häufig bemerkt man bei **herabgesetzter Resistenz** auch eine gewisse Verlangsamung der Wundheilung. Gut bekannt ist die verzögerte Wundheilung bei Diabetes mellitus, Adipositas, Überproduktion von Nebennierenrindenhormonen u. dgl.

11.7 Beurteilung einer Wunde

Es sind stets vier Fragen zu beachten:

1. **Wo ist die Wunde lokalisiert?**

   Hier ist die Möglichkeit einer Verletzung tiefer liegender Strukturen, wie Gefäßen, Nerven, Knochen und Hohlorganen mit bakterienhaltigen Hohlräumen, zu berücksichtigen. Der Sitz der Verletzung beeinflusst auch den Heilungsvorgang, indem Körperteile mit dichtem Blutstromnetz, wie der Kopfbereich, die Hände oder das Bauchfell, bessere Aussichten auf rasche Reparation bieten als solche mit geringer Blutversorgung, z. B. die unteren Extremitäten.

2. **Wie ist die Beschaffenheit der Wundränder?**

   Dieses Kriterium ist von großer Wichtigkeit, geht es doch darum, ob die Wundränder scharfrandig und damit gut durchblutet oder gequetscht und deshalb schlecht mit Blut versorgt sind. Außerdem ist auf mikrobielle Kontamination zu achten.

3. **Wie alt ist die Wunde?**

   Das Alter einer Wunde sollte mindestens auf Stunden genau bekannt sein, da die Beurteilung der Infektionsgefahr, allenfalls entstandener Blutungen im Inneren der Wunde sowie die Möglichkeit, Gefäß-, Nerven- und andere Nähte anzubringen, wesentlich vom Zeitfaktor abhängen.

4. **Welche Begleitverletzungen liegen vor?**

   Der äußere Aspekt einer Wunde täuscht manchmal über die Tatsache hinweg, dass in der Tiefe weitere, für die spätere Heilung und Wiedererlangung der Funktionstüchtigkeit wichtige Strukturen mitverletzt wurden, z. B. Gefäße, Nerven, Teile des knöchernen Skeletts, Sehnen, bakterienhaltige Hohlorgane u. dgl.

Aufgrund dieser Kriterien verschafft sich der Arzt ein Bild über die Dringlichkeitsreihenfolge der zu treffenden Maßnahmen.

11.8 Fibrose

Unter Fibrose versteht man eine Vermehrung kollagener Fasern im Gewebe.

Die Ursachen dieser Aktivität im Bindegewebe sind weitgehend unklar. Einerseits handelt es sich um immunologische Mechanismen, d. h. von immunkompetenten Lymphozyten werden Zytokine freigesetzt, die die Fibroblastenfunktionen beeinflussen; andererseits ist die Fibrose eine Auswirkung von Wachstumsfaktoren, die von den verschiedensten Stellen im Organismus produziert werden können. Letztendlich geht es darum, dass eine erhöhte Proliferation von Fibroblasten mit einer vermehrten Synthese von Kollagen Hand in Hand geht.

📖 **Skleros** (griech.) = hart.

Sklerose ist eine quantitativ gesteigerte Fibrose.

Narbe ist der Ersatz zugrunde gegangenen Gewebes durch Bindegewebefasern.

Schwiele ist eine quantitativ gesteigerte Narbe.

Keloid ist eine überschießende Narbenbildung, die sich über den ursprünglichen Wundbereich hinaus erstreckt.

Ursachen für das Entstehen einer Fibrose

📖 **Induration** (lat.) = Verhärtung, Verdichtung von Gewebe.

- **Stauungsinduration:** Faservermehrung bei chronischer, venöser Blutstauung.
- **Induration eines chronischen Ödems.**
- **Interstitielle Bindegewebevermehrung bei Atrophie des Parenchyms.**
- **Interstitielle Fibrose** und Bildung kleiner Narben bei Insuffizienz der Blutversorgung: Herzmuskelhypertrophie jenseits des kritischen Herzgewichtes.
- **Reparation** zugrunde gegangener Parenchymbezirke: Ersatz durch Bindegewebe.
- **Abheilung chronischer Entzündungen:** Das Granulationsgewebe geht in faserbildendes Bindegewebe über.
- **Frühveränderung der Arteriosklerose:** Bindegewebige Verdickung der innersten Schicht der Arterienwände (Arterienintima).
- **Phlebosklerose:** Bindegewebige Verdickung von Venenwänden bei Blutstromverlangsamung und erhöhtem Innendruck, z. B. bei Varizen (Krampfadern).
- **Fibröse Verdickung von serösen Häuten** (Pleura, Perikard u. dgl.): entweder als Folge einer mechanischen Reizung oder im Zustand nach einer Entzündung.
- **Chronischer mechanischer Reiz an Schleimhäuten**, z. B. Gingiva-Fibrose bei Zahnprothesen-Trägern.
- **Strahlenfibrose:** nach Einwirkung ionisierender Strahlen.
- **Lungenfibrose** als Endstadium einer Vielzahl von Lungengerüsterkrankungen.

Verlaufsformen einer Fibrose

- **Rückbildung** mit Abbau des Bindegewebes ist möglich, d. h. eine Fibrose kann reversibel sein. Dies geschieht allerdings **sehr selten** und nur, wenn die auslösende Ursache ein einmaliges, zeitlich beschränktes Ereignis war.
- **Fortschreiten** der Fibrosierung ist **häufig**, vor allem wenn die stimulierenden Ursachen nicht beseitigt werden.
- **Eine unkontrollierte, hyperaktive Kollagensynthese** führt zu übermäßiger und überschießender Proliferation von Bindegewebe. Es entstehen so genannte **idiopathische Fibrosen** und **Fibromatosen**.

Beispiele:

Palmare Fibromatose = DUPUYTREN'sche Kontraktur: Narbenbildung und Kontraktion an der Palmaraponeurose (bindegewebiger Beugeapparat) der Finger. Eine genetische Komponente ist vorhanden, eine Beziehung zu Alkoholismus ist wahrscheinlich.

Fibromatosis penilis: Umschriebene oder diffuse Fibrose und Sklerose der Corpora cavernosa des Penis. Der Penisschaft wird hart, oft verkrümmt, die Erektion schmerzhaft. Letztendlich kann eine knorpelartige Platte entstehen, deshalb wird die Krankheit auch **Induratio penis plastica** genannt.

Guillaume Baron de DUPUYTREN (1788–1835), Chirurg in Paris.

Folgen der Fibrosen und Fibromatosen

- Durch die interstitielle Faservermehrung wird die Transitstrecke zwischen Blutgefäßen und den zu versorgenden Zellen länger. Als Folge kommt es zu einer erheblichen **Beeinträchtigung des Stoffaustausches** in den betroffenen Organen.
- Das wachsende, Raum fordernde Bindegewebe **komprimiert und verdrängt** das spezifische und spezialisierte Parenchym.
- Flächenhafte, voluminöse Fibrosen ummanteln bzw. umwachsen Hohlorgane, komprimieren sie von außen und **erscheinen oft einem malignen Tumor ähnlich**.

11.9 Verkalkung

Pathologische Verkalkungen sind Kalkablagerungen an Stellen, wo normalerweise Kalk nicht vorkommt.

Es erfolgt eine Deposition von Kalziumphosphat und Kalziumkarbonat, die unter Umständen in Hydroxylapatit überführt werden.

Dystrophische Verkalkungen

Verkalkung eines stark geschädigten, entweder dystroph-degenerativ veränderten oder nekrotischen Gewebes. Der Kalzium- oder Phosphatstoffwechsel wird dadurch nicht verändert.

Beispiele:

Dystrophes Gewebe: Arteriosklerose, Herzklappensklerose, chronische Entzündungen und Narben (z. B. verkalkte Pleuraschwielen, verkalkte Herzbeutelentzündung), alte Thromben und Hämatome. (→ Abbildung 24)

Nekrotisches Gewebe: Vor allem charakteristisch für die tuberkulöse Nekrose = Verkäsung.

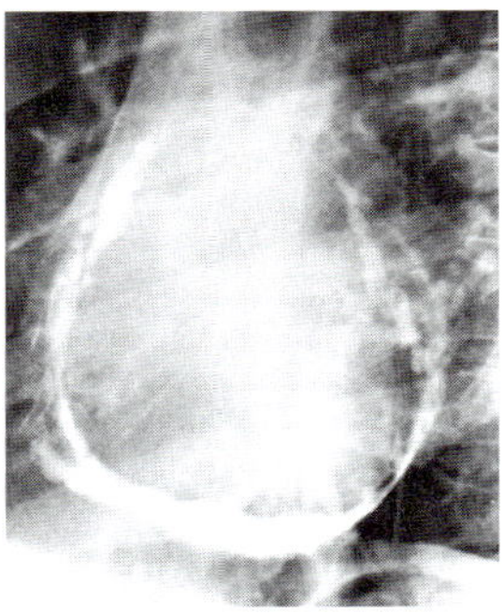

Abbildung 24: Schalenartige Verkalkungen einer abgelaufenen Herzbeutelentzündung: Panzerherz.

Verkalkungen (z. B. im Röntgen sichtbar) sind ein morphologisches Leitsymptom für Tuberkulose.

Metastatische = metabolische Verkalkungen

Metabolische Verkalkungen sind Verkalkungen in gesunden Geweben bei Hyperkalzämie, besonders dort, wo ein alkalisches Milieu herrscht: Es kommt zur Ausfällung von Kalziumsalzen.

Beispiele:

Saurer pH-Bereich: Kalk wird aufgelöst (vgl. Haushaltsreiniger), Kalziumionen werden frei.

Alkalischer pH-Bereich: Kalziumionen fallen als Karbonat oder Phosphat aus.

Daher kommt es an jenen Stellen des Körpers leicht zu Verkalkungen, wo Säuren ausgeschieden werden: Niere (Harnsäure), Magenschleimhaut (Salzsäure), Haut, Subkutis (saurer Schweiß).

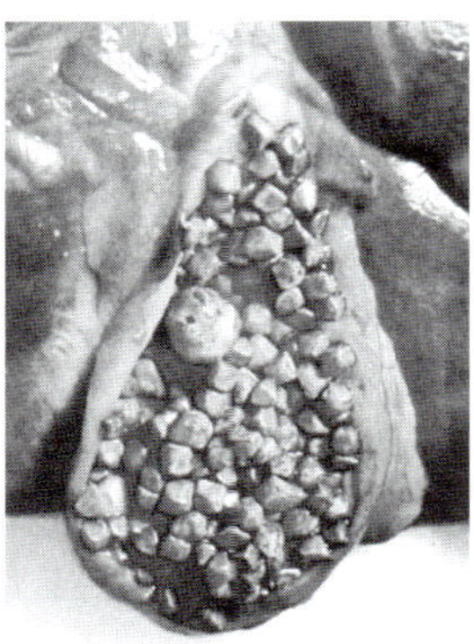

Abbildung 25: Multiple Konkremente erfüllen prall die Gallenblase. Dieser Zustand wird auch „Schottergallenblase" genannt.

Die wichtigsten Ursachen von metastatischen Verkalkungen sind:

- **Gesteigerte Knochenentmineralisierung:** z. B. Hyperparathyreoidismus, Knochenzerstörung durch Tumoren, paraneoplastisches Syndrom.
- **Verstärkte Vitamin-D-Wirkung:** z. B. länger dauernde Überdosierung.

Konkremente

Concrementum (lat.) = Zusammenhäufung.

Kalk ist praktisch immer ein Bestandteil (unter mehreren anderen) von Steinbildungen:

- in der Galle (Cholelithiasis) (→ Abbildung 25),

- in den harnableitenden Wegen (Urolithiasis),
- in den Speicheldrüsenausführungsgängen (Sialolithiasis),
- in der Prostata,
- im Kot.

Wissenstest

1. *Was ist der Unterschied zwischen Regeneration und Reparation? (11.1)*
2. *Was versteht man unter Restitutio ad integrum? (11.1)*
3. *Worin besteht der Unterschied zwischen einer p. p. und einer p. s. Heilung? (11.2)*
4. *Wie heilt ein Knochenbruch? (11.3)*
5. *Wie entsteht eine Wundinfektion? (11.5)*
6. *Was ist ein Fremdkörpergranulom? (11.5)*
7. *Wann entsteht eine chronische Wunde? (11.5)*
8. *Welche Faktoren beeinflussen die Wundheilung? (11.6)*
9. *Wie ist eine Wunde zu beurteilen? (11.7)*
10. *Was gibt es für Ursachen einer Fibrose? (11.8)*
11. *Was ist eine DUPUYTREN'sche Kontraktur? (11.8)*
12. *Wann kann es zu Verkalkungen kommen? (11.9)*
13. *Was versteht man unter Konkrementen? (11.9)*

12 Störungen des Kreislaufes

Der Kreislauf ist ein komplexes System, wobei eine normale Funktion des Herzens, der Blut- und Lymphstrombahn sowie der Flüssigkeitsverteilung notwendig ist.

Das **Herz** hat die Arbeitsleistung zur Inganghaltung des Kreislaufes aufzubringen.

Die **Blutstrombahn** entspricht dem Körperkreislauf und Lungenkreislauf. Beide stehen über das Herz miteinander in Verbindung und wechselseitiger funktioneller Beeinflussung.

centripetal (lat.) = zum Zentrum hin führend.

Die **Lymphstrombahn** hat nur eine zentripetale Transportrichtung, wobei Gewebeflüssigkeit über die Lymphgefäße abtransportiert wird.

Die **Flüssigkeitsverteilung** zielt vor allem auf eine normale Verteilung der intrazellulären und extrazellulären Flüssigkeit und bei letzterer wiederum auf die Trennung von Blutplasma und Gewebeflüssigkeiten.

12.1 Ödem

Herzversagen
↳ Beinödem

Niere nicht funktioniert
→ Renales Ödem

→ lokal od. ganzen Körper betreffend

Eine Flüssigkeitsvermehrung in einem Gewebe, einem Organ, einem Hohlraum oder innerhalb von Zellen nennt man Ödem.

Die Bauchhöhlenwassersucht heißt **Aszites**.

Ödematöse Gewebe sind geschwollen, an der Haut bleibt nach Fingerdruck eine Delle bestehen.

Es gibt folgende Formen von Ödemen:

Lymphstauungsödem

Elephantiasis: Die betroffene Extremität ist plump angeschwollen, die Haut schuppig-verdickt oder chronisch-entzündlich irritiert. Die Elephantiasis ist eine gefürchtete Komplikation nach Entfernung der Lymphknoten aus der Achselhöhle im Rahmen der Operation eines Mammakarzinoms.

Die Blockade größerer Lymphgefäße bzw. Lymphknoten führt zur Ausweitung der Lymphgefäße und zu einer massiven ödematösen Durchtränkung des Gewebes (an den Extremitäten kann das eventuell zur so genannten **Elephantiasis** führen).

Beispiele: Extremität geschwollen

Lymphstauungsödeme können entstehen bei:

- **Tumormetastasen** in Lymphknoten
- **Tumorausbreitung** in Lymphgefäßen (Lymphangiosis carcinomatosa)
- **Radikaler chirurgischer Lymphadenektomie**
- Strahlenfolge – Lymphödem

- **Obliteration** (Verschluss) nach Lymphangitis
- **Fibrose und Verödung** nach Bestrahlung
- **Familiär-erblich bedingt** an den Extremitäten

Blutstauungsödem

Bei Blutrückstau steht das Kapillarsystem unter einem zu hohen venösen Druck. Es wird Flüssigkeit aus den Gefäßen hinausgepresst.

– wenn z. B. Herz insuffizient ist
– Thrombose / Venenstau – anstellt v. Blut

Beispiele:

Örtliche Behinderung des Blutabflusses (Einschränkung des Venendurchmessers durch Venenwanderkrankungen oder Thrombosen, Kompression der Venen von außen, Strömungsverlangsamung in Varizen).

Allgemeine kardial bedingte Abflussbehinderung (Insuffizienz des linken Ventrikels: Stauung und Ödem im Lungenkreislauf; Insuffizienz des rechten Ventrikels: Stauung und Ödem im Körperkreislauf). (→ Abbildung 26)

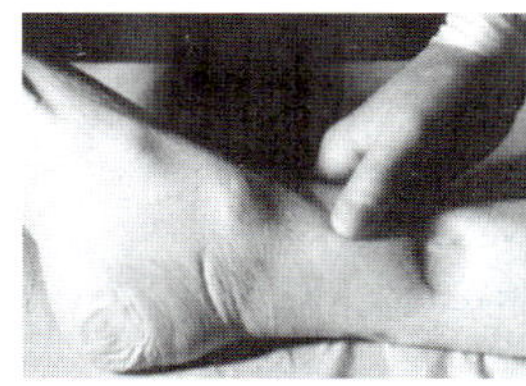

Abbildung 26: Beinödeme, Fingerdruck erzeugt eine bleibende Hautdelle.

Renales Ödem

Bei bestimmten Nierenerkrankungen kommt es infolge von Kochsalz- und Wasserretention sowie durch Eiweißverlust des Blutes zu einer Überwässerung der Gewebe.

Das renale Ödem beginnt charakteristischerweise im Gesicht: **Lidödem**.

Hungerödem

Eiweißverarmung des Blutes führt zur Wasserretention im Gewebe, um den onkotischen Druck gleichmäßig zu halten.

Die bekannteste Frau mit Hungerödemen war die von einem Schlankheitswahn befallene Kaiserin ELISABETH VON ÖSTERREICH („Sisi“).

Toxisches und entzündliches Ödem

Angriffspunkt des schädigenden Agens (Bakterientoxine, toxische Zellzerfallsprodukte, urämische Stoffwechselprodukte, Insektenstiche, Schlangenbisse, Antigen-Antikörper-Reaktionen) ist die Kapillarwand. Infolge der Gefäßerweiterung und der Steigerung der Durchlässigkeit tritt Flüssigkeit in großer Menge in das Gewebe über.

Die klinisch bedeutsamsten Ödemlokalisationen sind das **Lungenödem** und das **Hirnödem**.

– Anaphylaktischer Schock: Bienenstich

Lungenödem

→ terminale Pat. sehr viel

Übermäßige Flüssigkeitsanreicherung in den Lungen. Dadurch wird die Sauerstoffaufnahme schwer behindert.

Wichtige Ursachen: Linksherzinsuffizienz, Urämie, Lungenentzündungen, Schock (Schocklunge).

Hirnödem

→ Hirnerschütterung → Hirn schwillt an → Hirndruck erhöht sich → Hirnstamm (Atmung, Kreislauf) wird eingeklemmt

– Arten v. Ödem

Abnorme Flüssigkeitsvermehrung mit Volumenzunahme des Gehirns. Sie kann zu Dauerschäden des Gehirns (Nekrosen) und auch zur Hirnkompression mit Atemlähmung führen.

Wichtige Ursachen: Sauerstoffmangel, Vergiftungen, Entzündungen.

12.2 Störungen des Flüssigkeitshaushaltes

Wasser macht etwa 60 Prozent des Körpergewichtes eines schlanken Erwachsenen aus: Davon befinden sich zwei Drittel der Flüssigkeit intrazellulär, ein Drittel extrazellulär.

Beispiel:

70 kg schwerer Erwachsener

42 Liter Körperwasser: 28 Liter intrazelluläre Flüssigkeit; 14 Liter extrazelluläre Flüssigkeit; 4 Liter sind intravasal (in den Gefäßen) und 10 Liter interstitiell (im Zwischengewebe).

Dehydration = Exsikkose (Austrocknung)

Der Verlust von Wasser führt zu einer Verminderung der intra- und extrazellulären Flüssigkeit. Es resultiert eine **Dehydration** oder **Durst-Exsikkose**, z. B. bei mangelhafter Wasserzufuhr (bei Bewusstlosen), starkem Schwitzen, Erbrechen, Diarrhöen.

Hyperhydratation = Überwässerung

Allgemeine Überwässerung, z. B. bei Nieren- und/oder Herzinsuffizienz sowie bei quantitativer „Übertransfusion“ (bei einer medizinischen Behandlung).

Symptome: Erbrechen, Durchfälle, Lungenödem, Koma.

12.3 Thrombose

> **⊙ *Thrombose* = Bildung eines Blutgerinnsels *(Thrombus)* in einer Vene oder Arterie. Die Folge ist eine teilweise oder vollständige Unterbrechung des Blutflusses hinter dem Thrombus.**

Von einer Thrombose ist die postmortale Bildung von Leichengerinnseln streng zu unterscheiden.

> ⊙ ***Für die Entstehung einer Thrombose sind drei Faktoren von Bedeutung:***
>
> - ***Gefäßwandfaktor:*** **Änderung der Wandbeschaffenheit des Gefäßes**
> - ***Zirkulationsfaktor:*** **Änderung der Strömungsgeschwindigkeit**
> - ***Humoralfaktor:*** **Änderung der Blutzusammensetzung**
>
> **Diese drei Faktoren beeinflussen einander wechselseitig, wobei manchmal der eine, manchmal der andere Faktor überwiegt.**

Gefäßwandfaktor

Tritt an einer Stelle der Strombahn (Arterie, Vene, Herz) – aus welcher Ursache immer – eine **Endothelläsion** auf, so werden an dieser Stelle aus dem Blut Thrombozyten und Fibrin abgelagert. Diese bilden ein lamellenartiges Maschenwerk, in welches Erythrozyten und Leukozyten eingelagert werden. Auf solche Weise entsteht ein immer mit der Gefäßwand in Verbindung stehender **Abscheidungsthrombus** (→ Abbildung T18, Seite 188).

Beispiele:

Atherosklerose in Arterien, Venenentzündungen, Thromben am geschädigten Endokard bei Myokardinfarkt, thrombotische Auflagerungen an Herzklappen bei Endokarditis.

Zirkulationsfaktor

Erfährt die Blutströmung eine Verlangsamung, so verbacken die Thrombozyten miteinander und heften sich am Endothel an, wodurch zunächst ein Abscheidungsthrombus gebildet wird. Danach entsteht ein Fibrinnetz, welches die stehende Blutsäule verfestigt: **Stagnationsthrombus** (weil durch Stagnation der Strömung entstanden).

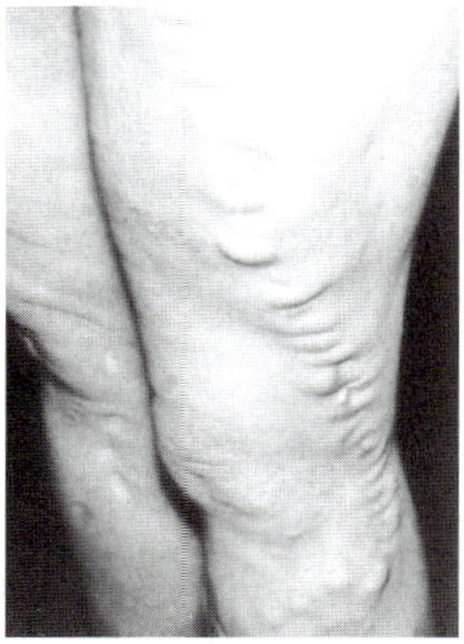

Abbildung 27:
Subkutane Varizen.

Beispiele:

_Blutstromverlangsamung in Venen bei Stauung, bei Varizen und Bewegungseinschränkung (Bettlägrigkeit), bei langem Sitzen im Flugzeug.
(→ Abbildung 26)

Humoralfaktor

Die Entstehung einer Thrombose kann durch Änderung der Blutzusammensetzung begünstigt werden, insbesondere bei zahlenmäßiger Zunahme der Thrombozyten oder unter der Einwirkung von Bakterientoxinen.

Schicksal eines Thrombus

- **Organisation:** Nach drei Tagen beginnt von der Gefäßwand das Einsprossen von Granulationsgewebe, das den Thrombus fest an die Gefäßwand bindet. Er kann dann nur mehr schwer losgelöst werden.
- **Rekanalisation:** Durch ältere Thromben hindurch können neue Blutstrombahnen gebildet werden. junges Bindegewebe
- **Thromboembolie:** Ein Thrombus kann losgerissen und mit dem Blutstrom verschleppt werden.
- **Eitrige Einschmelzung:** Die bakterielle Infektion eines Thrombus kann Ausgangspunkt einer Sepsis werden. Besonders gefährlich sind Venenverweilkatheter, die zu Thrombosen und bakterieller Infektion Anlass geben können.

12.4 Embolie

Eine Embolie ist die Verschleppung von geformten Elementen (**Embolus**) auf dem Blutweg. Die Folge ist das Steckenbleiben des Embolus in einem Gefäß mit engerem Durchmesser.

12.4.1 Die Arten von Embolien

Arterielle Embolie in den Körperkreislauf

Die Quelle der Embolie kann liegen:

- in den Lungenvenen
- im linken Vorhof
- an der Mitralklappe
- im linken Ventrikel
- an der Aortenklappe
- in der Aorta

Häufigste Zielorgane der Embolie sind:

- das Hirn
- die Milz
- die Nieren
- die Mesenterialarterien
- die Arterien der unteren Extremitäten

Venöse Embolie in den Lungenkreislauf = Pulmonalembolie (→ Abbildung 28)

Häufige Quellen der Embolie sind:

- die Venen der unteren Extremitäten
- die Venen des kleinen Beckens
- die Vena cava inferior
- der rechte Vorhof

Eine Pulmonalembolie ist ein lebensbedrohliches Ereignis.

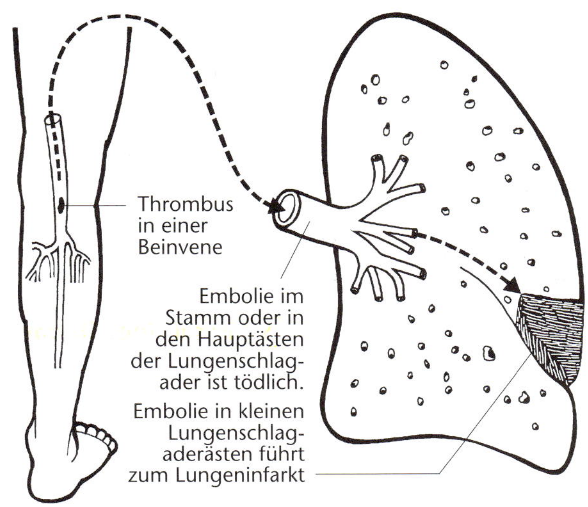

Abbildung 28: Ein losgelöster Thrombus wird auf dem Blutweg so lange weitertransportiert, bis er in einem engeren Gefäß stecken bleibt. Hier ist als Beispiel eine Pulmonalembolie dargestellt.

Paradoxe Embolie

Ein Embolus löst sich von einer Venenthrombose (z. B. in den Beinvenen) und gelangt mit dem Blutstrom in den rechten Herzabschnitt. Bei einem Defekt in der Vorhof- bzw. Herzkammerscheidewand kann dieser Embolus in den linken Herzabschnitt hinübergelangen und damit via Aorta in eine periphere Arterie verschleppt werden. Es gelangt also ein Embolus aus dem venösen Schenkel des großen Kreislaufes (Beinvene) paradoxerweise wieder in den großen Kreislauf zurück und bleibt schließlich in einer peripheren Arterie stecken. Ohne Defekt im Herzen könnte der Embolus nur in die Lunge gelangen.

Häufige Ursache eines Scheidewanddefektes ist ein offenes Foramen ovale zwischen beiden Vorhöfen (gibt es bei etwa 20 % aller Menschen), selten ist ein solcher Defekt ein angeborener Herzfehler (Loch in der Vorhof- oder Kammerscheidewand).

12.4.2 Einteilung der Embolien

!

Die Einteilung der Embolien erfolgt nach der Art des verschleppten Materials.

Thromboembolie

Losgelöste Thromben oder Teile eines Blutgerinnsels werden verschleppt, der Effekt einer embolischen Gefäßverstopfung ist in der Regel ein Infarkt (Nekrose). Das ist die häufigste Form einer Embolie.

Fettembolie

-> bei offenen Bruch

Fettsubstanzen werden auf dem Wege des venösen Kreislaufschenkels in die Lungengefäße verschleppt und verstopfen die Lungenkapillaren. Eine Fettembolie ist eine gefürchtete Komplikation von schweren Traumen (Knochenbrüche, Quetschungen, Verbrennungen) in Kombination mit einem Schock.

Luftembolie

100–150 cm³

- OP's
- geöffneten Gefäßen

In die Blutbahn gelangte Luft wird verschleppt und verursacht einen Gefäßverschluss durch Luftblasen. Diese oftmals tödliche Komplikation ist besonders bei Operationen gefürchtet, bei denen herznahe Venen eröffnet werden: z. B. Halsvenen bei der Strumektomie.

Es wird in die klaffenden Venen Luft angesaugt; das ist tödlich, wenn mindestens 100 bis 150 ccm Luft einströmen: Es entsteht eine schaumige Mischung von Blut und Luft im rechten Ventrikel und verursacht eine Strömungsblockade.

-> Luft – ins Herz – Luft vermischt mit Flüssigkeit -> Schaum = in die Lungen – O2 austausch verstört

Fruchtwasserembolie

=> ebenfalls kein Gasaustausch möglich (kann tödlich enden)
- Fruchtwasser in Kreislauf

Sie kann besonders dann auftreten, wenn der Geburt eine starke Wehentätigkeit vorausgeht. Der genaue Weg des Übertritts von Amnionflüssigkeit in die mütterliche Blutbahn ist nicht geklärt. Die Einschwemmung von Fruchtwasserbestandteilen (Vernix caseosa, Mekonium, Plattenepithelien und Epidermis, Schleim, Lanugohaare) in das Blut hat eine ausgesprochene Thrombosebereitschaft zur Folge. Das führt zu einer Verlegung zahlreicher Lungengefäße durch das verschleppte Material und durch Thromben.

Zellembolie

=> Tumor

Verschleppung von Zellen oder Zellverbänden über die Blutbahn, z. B. bei Geschwülsten: Tumorgewebe bricht in Gefäße ein, dieses wird in andere Organe verschleppt und führt zur Metastasenbildung.

-> Tumorpatienten häufig Lungenembolie

Bakterienembolie

Hier werden Mikroorganismen, insbesondere Bakterien, auf dem Blut- und Lymphweg verschleppt. Die Bakterien siedeln dann in verschiedenen Organen ab. Es entstehen dabei kleine Abszesse: metastatisch-pyämische Abszesse. massive Abszesse die Bakterien in Blutbahn gelangen

-> Arterie zu = Folge Infarkt
-> Venen zu = Infarktzierung

12.5 Schock

> ***Schock* ist eine Zirkulationsinsuffizienz, die aufgrund eines Missverhältnisses zwischen dem kreisenden Blutvolumen und der Volumskapazität des Gefäßsystems entsteht.**

Faktoren, die zu diesem Missverhältnis führen:

- **Direkter Blutverlust,**
- **Flüssigkeitsverlust** nach außen (Erbrechen, Diarrhöen),
- **Versacken von Blut** in erweiterten peripheren Kreislaufabschnitten,
- **Plasmaaustritt** bei erhöhter Gefäßwanddurchlässigkeit.

Diese Faktoren führen einzeln oder in Kombination zu einer Verminderung der zirkulierenden Blutmenge.

Das allen Schockformen gemeinsame Prinzip ist die gestörte Organdurchblutung. Jeder Schock führt also zur Störung der Gewebedurchblutung mit nachfolgender Zellschädigung.

Der Ablauf des Schockgeschehens kann in verschiedene Stadien eingeteilt werden: (→ Abbildung 29)

Stadium I: Zentralisation des Kreislaufes

Als Reaktion auf das verminderte zirkulierende Blutvolumen ziehen sich die peripheren Arteriolen (z. B. an der Haut) zusammen (Kontraktion). Dadurch wird der Blutdruck aufrecht erhalten, die Versorgung der lebenswichtigen Zentren (Herz, Gehirn, Nieren) bleibt gewährleistet.

Symptome: blasse, kühle Haut, kalter Schweiß; Tachykardie bei kleinem Puls; Blutdruck noch hoch.

Stadium II: Dezentralisation (Dekompensation) des Kreislaufes

Die Gefäße in der Peripherie stellen sich weit; Der Blutdruck fällt ab, das führt zu einer Mangelversorgung vitaler Zentren: Es entsteht zunehmende Sauerstoffnot.

Symptome: Blutdruckabfall bei steigender Pulsfrequenz, Synkopen, Cheyne-Stokes'sche Atmung.

Stadium III: Irreversibler Schock

Es entstehen schwere Organschäden an Hirn, Nieren, Herz und Leber, bedingt durch den Sauerstoffmangel.

Symptome: Zyanose, Pulslosigkeit, Koma.

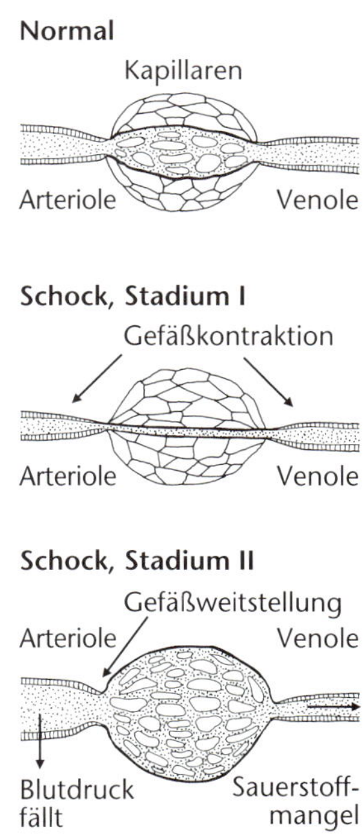

Abbildung 29: Schematischer Ablauf des Schockgeschehens.

Einteilung der Schockformen nach klinischen Ursachen

- **Blutungsschock:** Das kritische Volumen des Blutverlustes beträgt zehn bis 40 Prozent, abhängig von der Schnelligkeit der Blutung.
- **Traumatischer oder Wundschock:** Er entsteht durch Blutverlust und psychisch-neurogene Faktoren.
- **Verbrennungsschock:** Es kommt zu einem Plasmaverlust, toxische Eiweißzerfallsprodukte entstehen, die eine bakterielle Infektion verursachen.
- **Neurogener Schock:** Bei Schreck, Schmerz, Trauma oder Schädigung des Zentralnervensystems findet eine neurogene Gefäßerweiterung statt.
- **Kardialer Schock:** Er entsteht bei akuter Herzinsuffizienz (z. B. Myokardinfarkt).
- **Endotoxin- und septischer Schock:** Er ist verursacht durch die Lähmung der Arteriolenmuskulatur.
- **Anaphylaktischer Schock:** Zu diesem kann es bei allergischen Reaktionen kommen, d. h. es handelt sich um Antigen-Antikörper-Reaktionen.

12.6 Lokale Durchblutungsstörungen

Man unterscheidet Störungen des arteriellen Zustromes und des venösen Abstromes.

Die Einschränkung des arteriellen Zustromes führt in dem betroffenen Organteil zu einer **Mangeldurchblutung** (Missverhältnis zwischen Blutzufuhr und -bedarf). Ist die Blutzufuhr völlig gesperrt, liegt eine **Ischämie** (Blutleere) vor.

Ist der venöse Abstrom behindert, kommt es zur Aufstauung von venösem Blut, zur **Stauungshyperämie**. Bei völliger Sperre des Blutabflusses resultiert eine **hämorrhagische Infarzierung.**

Für den Schweregrad einer Durchblutungsstörung nach der Verlegung eines Blutgefäßes ist die Schnelligkeit der Gefäßeinengung entscheidend. Die plötzlich eintretende Blockierung eines Gefäßes wird stets von schweren Schäden gefolgt sein. Tritt das Hemmnis für die Blutströmung aber langsam ein, so ist mit der Benützung von Nebenstrom- und Umgehungsbahnen die Möglichkeit eines Ausgleichs gegeben. Werden solche Seitenbahnen zur Umgehung eines Hindernisses der Blutströmung benutzt und dementsprechend ausgeweitet, so entsteht ein Kollateralkreislauf. Für diese Kollateralen ist charakteristisch, dass es niemals neue, sondern stets schon vorhandene Gefäße (Anastomosen) sind, die zu solchen erweiterten Strombahnen umgebildet werden.

12.6.1 Arterielle Durchblutungsstörungen

Arterielle Mangeldurchblutung

Chronische arterielle Mangeldurchblutung

Es liegen chronische Arterienwandveränderungen vor, die Einengungen des Gefäßdurchmessers hervorrufen (z. B. bei Atherosklerose). Da sich die Arterienstenose und damit die Mangeldurchblutung allmählich entwickelt, werden keine Nekrosen, sondern **Parenchymatrophien** entstehen.

- **Im Gehirn:** Chronische Mangeldurchblutung führt zu Ganglienzellschwund, während Glia- und Gefäßbindegewebe erhalten bleiben.
- **In den Nieren:** Es kommt zur Atrophie der Kanälchen und zur Verödung von Glomerula: atherosklerotische Schrumpfniere.

Akute arterielle Mangeldurchblutung

Da die Mangeldurchblutung akut einsetzt, treten Parenchymnekrosen auf.

- **In den Beinarterien:** Bei Mangeldurchblutung der Beinmuskulatur während Gehbelastungen entsteht die Claudicatio intermittens.
- **Im Herzen:** Hier entsteht eine akute Koronarinsuffizienz als Ausdruck eines akuten Missverhältnisses zwischen Blutbedarf und Blutangebot im Myokard.

Klinisch-pathologische Korrelation zwischen akuten Mangeldurchblutungen und Organsymptomen

Arterienstenose	Ursache von Blutbedarf bzw. Mehrbelastung	Krankheitssymptom
Koronararterien	körperliche Anstrengung, Rauchen, sonstige Herz-Kreislaufbelastungen	Angina pectoris
Beinarterien	Marschieren, Treppensteigen	Claudicatio intermittens
Mesenterialarterien	übermäßige Verdauungsarbeit	Angina abdominalis
Hirnarterien	z. B. Blutdruckabfall im Schlaf	Mikroinfarkte (keine Schmerzen)

Claudicatio (lat.) = hinken, **intermittens** (lat.) = zeitweise aussetzend.

Claudicatio intermittens (lat.) = vorübergehendes Hinken. Wadenschmerzen nach einer bestimmten Gehstrecke zwingen zum Stehenbleiben, in Ruhe verschwindet der Schmerz wieder. Wird auch „Schaufensterkrankheit" genannt, da die Patienten das Vergehen der Schmerzen oft vor Schaufenstern abwarten.

Angina pectoris (lat.) = Enge, d. h. Beklemmung in der Brust. Vom lat. Wort „angina" leitet sich „Angst" ab, ein Hauptsymptom eines Angina-pectoris-Anfalles.

Arterieller Durchblutungsstop: Ischämie, Infarkt

Ursachen: Thrombose, Embolie, Gefäßligatur.

Der Arterienverschluss hat nur dann absolute Blutleere (Ischämie) des Versorgungsgebietes zur Folge, wenn ein Blutzustrom aus anderen Gefäßen der Umgebung (doppelte Gefäßversorgung, Anastomosen) unmöglich ist.

Länger dauernde Ischämie im Versorgungsgebiet einer verschlossenen Arterie hat einen *ischämischen Infarkt* = *Nekrose* zur Folge.

Von der Art des Gewebes hängt es ab, ob eine Koagulations- oder Kolliquations-(Verflüssigungs-)Nekrose entstehen wird.

12.6.2 Venöse Durchblutungsstörungen

Abflussbehinderung: Venöse Stauung

Die venöse Stauung ist ein behinderter Abstrom des Blutes aus den Geweben; dies äußert sich in einer Blutüberfüllung. Eine solche **Stauungshyperämie** kann allgemein (generalisiert) oder örtlich begrenzt sein, je nachdem, ob das Abflusshindernis den gesamten venösen Rückstrom oder nur bestimmte Venenbereiche umfasst.

Das Herz als Zentrum der Zirkulation nimmt den venösen Rückfluss beider Kreisläufe auf. Die Folge einer kardialen Insuffizienz wird eine **allgemeine Stauungshyperämie** sein.

Die **örtliche venöse Hyperämie** kann als Ursache die Einschränkung des Venendurchmessers durch Thrombosen oder die Kompression von außen haben.

Eine venöse Blutstauung ist an den betroffenen Organen folgendermaßen gekennzeichnet: Das Organ ist vergrößert, schwer, die Kapsel gespannt (Schmerzen!), es hat eine dunkelblau-rote Farbe, und es entstehen (durch Sauerstoffmangel) dystrophische Veränderungen an den Parenchymen.

Achtung auf Nomenklatur:
Der Stop der arteriellen Blutzufuhr führt zu einem **Infarkt**.
Der Stop des venösen Blutabflusses führt zur **Infarzierung**.
In beiden Fällen kommt es zur Nekrose.

Abflussblockade: Hämorrhagische Infarzierung

Bei plötzlicher, totaler Verlegung einer großen Organvene kommt es zu maximaler Rückstauung des Blutes, zu Blutaustritten und Nekrosen des Gewebes: Das ist die **hämorrhagische Zerstörung (= Infarzierung).**

Beispiele:

__**Gehirn:** Thrombose der Sinus durae matris und/oder der leptomeningealen Venen.

__**Darm:** Verschluss von Mesenterialvenen (→ Abbildung T19, Seite 188).

12.6.3 Hypostase

Bei stark herabgesetzter Kreislauftätigkeit (kardiale Insuffizienz) bleibt das Blut entsprechend der Schwerkraft in den am tiefsten liegenden Körperteilen zurück: Es kommt zur **Senkungsblutfülle = Hypostase.**

Bei bettlägrigen Patienten entsteht eine Hypostase vor allem in den dorsobasalen Lungenabschnitten – sie ist der Wegbereiter für eine (terminale) hypostatische Pneumonie.

12.7 Hämorrhagie = Blutung

***Hämorrhagie* = Austritt von Blut aus Gefäßen in Körperhöhlen, Gewebespalten oder auf die freie Körperoberfläche.**

12.7.1 Morphologie der Blutungen

Es gibt drei Arten von Blutungen:

- **Petechien = Ekchymosen:** eindimensional, punktförmig;
- **Suffusionen = Sugillationen:** zweidimensional, flächenhaft ausgebreitet;
- **Hämatom:** dreidimensional, geschlossene Blutmassen im Gewebe oder in einem schon vorhandenen Hohlraum (→ Abbildung T20, Seite 189).

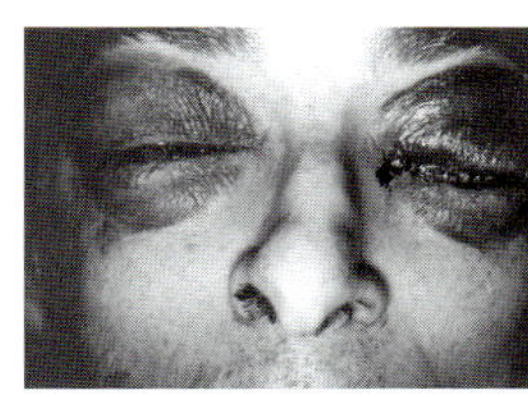

Abbildung 30:
Ein klinisch wichtiger Hämatomtyp ist das Brillenhämatom: Blutung in die Weichteile von Ober- und Unterlid. Dies ist ein Hinweis auf eine Schädelbasisfraktur bzw. ein lokales Trauma (so genanntes „blaues Auge"), wenn es einseitig ist, nennt man dies Monokelhämatom.

Blutungen ins Gewebe scheinen durch die Haut als „blauer Fleck" durch. Später geht die Farbe durch Freiwerden von Blutpigment in Gelblich-Bräunlich über (→ Abbildung 30).

Komplikationen von Blutungen: Verblutung, Infektion des Hämatoms, Druck der ausgetretenen Blutmasse auf die Umgebung, Zerreißung des umliegenden Gewebes durch das sich unter Druck fortwühlende Blut.

12.7.2 Sitz und Ursachen typischer Blutungen

Epistaxis = Nasenbluten

Ursachen

- traumatische Verletzung
- Polypen der Nasenschleimhaut
- abnorme Blutungsneigung
- venöse Stauung
- Hypertonie
- vikariierende (stellvertretende) Menses
- rasche Druckänderungen (im Flugzeug, der Hochgebirgsseilbahn)

Hämoptoe und Hämoptyse

Hämoptoe = Blutspucken; Hämoptyse = Bluthusten, eine Blutung aus den Atemwegen. Die Blutung ist hellrot, mit Luft gemischt, schaumig.

Ursachen

- Lungeninfarkt
- Lungentuberkulose
- Bronchuskarzinom

Hämatemesis

Hämatemesis = Bluterbrechen: Blutung aus dem Verdauungstrakt (Ösophagus, Magen, Duodenum). Das Blut aus dem Ösophagus ist blaurot, das aus dem Magen schwarzbraun, kaffeesatzartig.

Ursachen

- Magen- oder Zwölffingerdarmgeschwür (→ Abbildung T21, Seite 189)
- Magenkarzinom
- Ösophagusvarizen

Meläna

Unterscheide: Blut im Stuhl = schwarz, Blut am Stuhl = rot.

Meläna = Blutbeimengung zum Stuhl, wodurch dieser schwarz und teerartig wird.

Ursachen

- Darmkarzinom
- Magenkarzinom
- Magen- oder Zwölffingerdarmgeschwür

Hämaturie

Hämaturie = bluthaltiger Harn. Die Farbe des Harnes ist bräunlich-rötlich.

Ursachen

- Ruptur von Varizen der Harnblasenschleimhaut bei Prostatahyperplasie
- Blasenpapillome
- plötzliche Entleerung einer gestauten Harnblase
- Verletzung der Urethra
- entzündliche Nierenerkrankungen
- Nierenbeckensteine
- Niereninfarkt
- Hypernephrom

Menstruelle Zyklusstörungen

- Polymenorrhoe (gehäuftes Auftreten der Blutungen)
- Oligomenorrhoe (zu seltene Blutungen)
- Menorrhagie (zu lange dauernd und zu stark)
- Metrorrhagie (Blutungen außerhalb der Regel)

12.8 Hämorrhagische Diathesen

Die *hämorrhagische Diathese* ist eine krankhafte Blutungsneigung mit entweder generalisierten oder lokal verstärkten bzw. verlängerten Blutungen.

12.8.1 Koagulopathien

coagulare (lat.) = gerinnen.

Bei einer Koagulopathie sind entweder die gerinnungsfördernden Substanzen vermindert oder die gerinnungshemmenden Substanzen vermehrt.

Hämophilie A

Fehlen des Faktors VIII der Blutgerinnung (antihämophiles Globulin). Die Hämophilie ist eine erbliche Blutgerinnungsstörung, bedingt durch einen geschlechtsgebundenen Erbgang; nur Männer erkranken, gesunde Frauen wirken als Überträger (Konduktorinnen). Das Hämophilie-Gen ist im X-Chromosom lokalisiert (X+). Der Mann hat normalerweise die Geschlechtschromosomen XY, die Frau XX. Die Konduktorin hat XX+, ein hämophiler Mann X+Y; ein Chromosomenmuster X+X+ ist nicht lebensfähig.

Von den Söhnen einer Konduktorin mit einem gesunden Mann sind 50 Prozent Bluter, die andere Hälfte ist gesund, 50 Prozent der Töchter sind Konduktorinnen, die andere Hälfte nicht.

Beispiel:

_Die englische Königin VIKTORIA (1819–1901) war Konduktorin. Durch sie wurde die Hämophilie infolge der vielen Verwandtenehen in die Familie der spanischen Könige, der Prinzen von Hessen-Darmstadt und des letzten Zaren Nikolaus II. hineinvererbt.

Die spezifische Therapie der Hämophilie besteht in der Substitution des Faktor VIII. Zwischen 1978 und 1983 wurden dabei über 50 Prozent der Hämophilen mit HIV (Erreger von AIDS) infiziert, da die Plasmafraktion verseucht war.

Prothrombinmangel

Eine andere Koagulopathie ist die Störung der Prothrombinsynthese durch Vitamin-K-Mangel (z. B. bei Neugeborenen infolge noch unvollkommener Darmflora) oder aufgrund von Lebererkrankungen (z. B. Leberzirrhose).

Da die meisten Gerinnungsfaktoren in der Leber gebildet werden, verursacht eine Leberzellschädigung eine verminderte oder funktionell minderwertige Produktion der Gerinnungsproteine.

Verbrauchskoagulopathien

Durch Aktivierung von gerinnungsauslösenden Substanzen im Blut kommt es zur Bildung von Mikrothromben in kleinen Gefäßen; dadurch werden Gerinnungssubstanzen verbraucht, Fibrinogen- und Thrombozytenmangel sind die Folge und es resultiert eine Gerinnungsunfähigkeit.

Rupert WATERHOUSE (1873–1958) war ein britischer Arzt,

Carl FRIDERICHSEN (1886–1961) ein Kinderarzt in Dänemark.

Solche Verbrauchskoagulopathien kommen z. B. vor bei:

- **Sepsis mit gramnegativen Bakterien** (WATERHOUSE-FRIDERICHSEN-Syndrom): Durch Endotoxinwirkung wird der Mechanismus einer Verbrauchskoagulopathie in Gang gesetzt (→ Abbildung T22, Seite 189).
- **Übertritt von Fruchtwasser** in das mütterliche Blut bei Geburtskomplikationen
- **Intra- und postoperative Komplikation.**

12.8.2 Thrombozytopathien

Thrombozytopathien bestehen in einem Mangel an bzw. einer Funktionsstörung der Thrombozyten.

Paul WERLHOF (1699–1767) war Arzt in Hannover.

Beispiele:

_**Thrombozytopenische Purpura WERLHOF:** Autoimmunerkrankung, die Thrombozyten werden durch Autoantikörper zerstört,

- Thrombozytopenie bei Leukosen
- Thrombozytopenie bei Panmyelopathie

12.8.3 Vasopathien

Vasopathien sind Veränderungen an den Blutgefäßen mit übermäßiger Durchlässigkeitssteigerung.

Beispiele:

- Hämorrhagische hereditäre Teleangiektasien Rendu-Osler
- Vitamin-C-Mangel

Henri RENDU (1844–1902), französischer Internist,

Sir William OSLER (1849–1919), kanadischer Internist.

Pflegehinweise bei Kreislauferkrankungen

Eine sorgfältige und regelmäßige Patientenbeobachtung ist unerlässlich:

- Puls zählen und dokumentieren.
- Blutdruck messen und dokumentieren.
- Bewusstseinslage überprüfen (Ansprechbarkeit).
- Hauttemperatur fühlen.

Ein Herzkranker hat meistens Angst und verspürt Schmerzen. Eine blutgerinnungshemmende Therapie muss beachtet werden, d. h. alle Manipulationen am Patienten müssen besonders vorsichtig durchgeführt werden. Atemnot ist ein Zeichen von Herzinsuffizienz.

Wissenstest

1. *Welche Ursachen für Ödeme gibt es? (12.1)*
2. *Was ist eine Exsikkose? (12.2)*
3. *Durch welche Faktoren entsteht ein Thrombus? (12.3)*
4. *Was ist die Folge eines Thrombus? (12.3)*
5. *Welche Quellen und Zielorgane einer Embolie sind häufig? (12.4.1)*
6. *Was ist eine Pulmonalembolie? (12.4.1)*
7. *Welche Typen einer Embolie gibt es? (12.4.2)*
8. *Was ist ein Schock? (12.5)*
9. *Welche Stadien durchläuft ein Schock? (12.5)*
10. *Welche Ursachen kann ein Schock haben? (12.5)*
11. *Welche Folgen haben arterielle Durchblutungsstörungen? (12.6.1)*
12. *Welche Krankheitssymptome werden durch Mangeldurchblutung hervorgerufen? (12.6.1)*
13. *Was ist ein Infarkt? (12.6.1)*
14. *Wie entsteht eine venöse Stauung? (12.6.2)*
15. *Was ist eine hämorrhagische Infarzierung? (12.6.2)*

16. *Erkläre Sitz und Ursachen typischer Blutungen (12.7.2)*
17. *Was ist eine hämorrhagische Diathese? (12.8)*
18. *Wie entsteht eine Hämophilie? (12.8.1)*
19. *Warum kommt es bei Lebererkrankungen zu Blutgerinnungsstörungen? (12.8.1)*
20. *Was ist das Waterhouse-Friderichsen-Syndrom? (12.8.1)*

perakute Entzündung
Meningokokken sepsis

13 Grundzüge der Immunologie und Pathologie der Immunreaktionen

Die Aufgaben des Immunsystems sind Erkennung und gegebenenfalls Abwehr körperfremder Substanzen.

Das Immunsystem erhält die Funktionstüchtigkeit und Unversehrtheit des individuellen Organismus durch seine Fähigkeit

- „Selbst" von „Nicht-selbst" zu unterscheiden,
- gegen „Nicht-selbst" zu reagieren
- und ein diesbezügliches Gedächtnis zu entwickeln.

„Nicht-selbst" muss keineswegs etwas exogen Zugeführtes oder Eingedrungenes sein, es kann sich auch um im Körper selbst abgewandelte Strukturen (z. B. abnorme Eiweißkörper) oder umgewandelte Zellen (z. B. Tumorzellen) handeln.

Die Leistungsträger des Immunsystems sind überwiegend, aber nicht ausschließlich Lymphozyten: Sie werden als **immunkompetente Zellen** bezeichnet.

Der wichtigste *unspezifische Abwehrmechanismus* ist die Entzündung.
Der wichtigste *spezifische Abwehrmechanismus* ist die Immunreaktion.

Die **banale Entzündung** (→ Seite 106 ff.) ist ein „unspezifischer" Abwehrmechanismus. Was immer den Organismus trifft – Mikroben, physikalische Einwirkungen und andere Entzündungsreize –, es setzt ein prinzipiell gleichartiger Ablauf geweblicher Reaktionen ein: der Entzündungsvorgang.

Die **immunologische Verteidigung** ist ein „spezifischer" Abwehrmechanismus. Der Kontakt des Organismus mit einer körperfremden organischen Substanz (einem **Antigen**) hinterlässt einerseits eine dauernde Information, bei einem neuerlichen Kontakt anders zu reagieren (= **Allergie**), andererseits wird die Bildung von hochspezifischen Abwehrstoffen (= **Antikörper**) angeregt.

Definitionen

Antigen (AG) = Substanz, die (parenteral zugeführt) die Bildung von Antikörpern auslöst und sich mit diesen in einer **Antigen-Antikörper-**

parenteral (lat.) = unter Umgehung des Magen-Darm-Traktes.

Reaktion verbindet (z. B. Mikroben, Bakterientoxine, Viren, körperfremdes Eiweiß, Membranen von Erythrozyten fremder Blutgruppen, Pflanzenpollen usw.).

Antikörper (AK) = Körpereigene Eiweißkörper aus der Gruppe der Globuline, die spezifisch gegen spezielle Antigene gerichtet sind.

Der AK passt zum AG wie der richtige Schlüssel ins richtige Schloss.

Der Kontakt eines Organismus mit einem Antigen führt zur Bildung der entsprechenden Antikörper. Dies wird als **Immunisierung** (oder **Sensibilisierung**) bezeichnet und bedeutet ein Überführen vom Zustand der Normergie zur Allergie.

Normergie = Reaktion des Organismus bei erstmaligem Antigenkontakt bzw. gleichartige Reizbeantwortung auch bei wiederholtem Kontakt.

Allergie = durch Antigenkontakt erworbenes (individuelles), oft überschießendes Reaktionsvermögen bei neuerlichem Kontakt.

Immunität (lat.) = Unempfindlichkeit, Unempfänglichkeit. Der Organismus ist unempfindlich geworden, er ist immunisiert.

Immunisierung = Immunität = maximaler Schutz des Organismus durch vorhandene Antikörper; Antigene werden neutralisiert.

Die Antikörper werden in den Zellen des **Immunsystems** gebildet und sind frühestens vier bis sechs Tage nach dem ersten Antigen-Kontakt nachweisbar. Bei späteren neuerlichen Antigen-Kontakten treten die Antikörper viel früher und in großer Menge auf. Das Immunsystem verfügt seit dem ersten Kontakt mit dem Antigen über **„informierte" Zellen** („memory cells"), wodurch die Bereitstellung des betreffenden Antikörpers rasch möglich ist: Das ist die so genannte **anamnestische Reaktion** („Booster-Effekt").

Immunisierung

Das Prinzip der Immunisierung wird bei der Schutzimpfung gegenüber Infektionskrankheiten benützt:

- **Aktive Immunisierung:** Der Impfstoff besteht aus abgeschwächten, abgeänderten oder abgetöteten Erregern (Antigenen) und ruft im Organismus nach entsprechender Zeit die Bildung von Antikörpern hervor (z. B. Impfung gegen Grippe, Diphtherie, Tetanus, Keuchhusten, FSME, Hepatitis A und B, Röteln, Masern, Meningokokken und Pneumokokken).
- **Passive Immunisierung:** Der Impfstoff besteht aus einer Anreicherung spezifischer Antikörper und wird dann injiziert, wenn eine bereits stattgefundene Infektion angenommen wird und es für eine ak-

tive Immunisierung zu spät ist. Dies ist möglich z. B. bei Verdacht auf Diphtherie, Tetanus, Hepatitis A und B, Röteln, Tollwut u. a.

Antikörper sind nicht nur für den Schutz des Organismus gegenüber einem Antigen verantwortlich, eine AG-AK-Reaktion kann auch eine krankheitsauslösende Wirkung haben.

Eine AG-AK-Reaktion = Immunreaktion kann grundsätzlich

- **eine Schutzfunktion ausüben,**
- **Krankheitssymptome hervorrufen.**

B-Lymphozyten werden zu Plasmazellen und diese bilden spezifische Antikörper.

T-Lymphozyten werden z. T. zu zytotoxischen Zellen und zerstören Fremdzellen, z. T. werden sie zu Gedächtnis-Zellen (memory cells) und speichern die Information über die Fremdzellen. So kann der Organismus bei einem zweiten Kontakt sofort reagieren.

Bursa: Damit ist ein lymphatisches Organ bei Vögeln gemeint (Bursa fabricii). Dieses tierexperimentelle Modell konnte auf den Menschen übertragen werden, das Bursa-Äquivalent beim Menschen ist das Knochenmark.

Typen und Entwicklungsreihen von Antikörpern

Es gibt zwei verschiedene Typen von Antikörpern:

- **Humorale AK** (= Immunglobuline): Sie werden von Zellen (B-Lymphozyten-Abkömmlinge) gebildet und in das Blut abgegeben.
- **Zellständige AK:** Sie werden von Zellen (T-Lymphozyten-Abkömmlinge) gebildet und bleiben an deren Oberfläche haften.

Entsprechend diesen zwei Typen von Antikörpern existieren auch zwei Entwicklungsreihen von immunkompetenten Zellen:

- **B-Lymphozyten:** Sie sind Bursa-abhängig. Bei Stimulation durch Antigene erfolgt eine Ausdifferenzierung zu **Plasmazellen** und die Bildung humoraler, d. h. im Blut zirkulierender Antikörper.
- **T-Lymphozyten:** Sie sind Thymus-abhängig. Bei Stimulation durch Antigene erfolgt eine Ausdifferenzierung zu **Effektorzellen** (tragen die Antikörper an ihrer Oberfläche und können andere Zellen zerstören = **zytotoxische Zellen**) und **„memory cells"**. Sie bilden zellständige Antikörper.

Antikörper-Bildung

Jeder Mensch besitzt etwa 100 Trillionen (10^{20}) Antikörper-Moleküle mit einem Gesamtgewicht von einem Kilogramm. Eine aktive B-Zelle produziert rund 2000 Immunglobulinmoleküle pro Sekunde.

Neugeborene können keine Antikörper bilden; ebenso verringert sich im höheren Alter die Fähigkeit zur Immunantwort.

Wichtig ist die Möglichkeit der medikamentösen Unterdrückung der Antikörper-Bildung, z. B. durch Röntgenbestrahlung, Kortisonmedikation und Gabe von immunsuppressiven Medikamenten. Derart behandelte Personen haben keine Möglichkeit der „spezifischen" Abwehr, sind also höchst infektionsgefährdet.

13.1 Transplantat-Abstoßung

Die Einpflanzung von fremden Zellen und Geweben in den Organismus eines Patienten hat eine immunologische Reaktion zur Folge: Abwehrmechanismen führen zur Transplantat-Abstoßung. Je größer die Identität zwischen Spender und Empfänger ist, desto größer ist die Chance auf eine erfolgreiche Einheilung des Transplantates.

Je nach der Herkunft des transplantierten Organs spricht man von:

- **autos** (griech.) = selbst
- **isos** = gleich
- **allos** = anders
- **xenos** = fremd

- **Autotransplantat:** Spender und Empfänger sind identisch, dies ist bei der Verpflanzung von Gewebe von einer Körperstelle an eine andere der Fall.
- **Isotransplantat:** Spender und Empfänger sind genetisch identisch (z. B. eineiige Zwillinge).
- **Allotransplantat:** Transplantation zwischen Angehörigen der gleichen Spezies mit unterschiedlicher genetischer Konstitution (von Mensch zu Mensch).
- **Xenotransplantat:** Transplantation zwischen Individuen verschiedener Spezies (z. B. vom Affen auf den Menschen).

Das Schicksal eines Transplantates hängt von der genetischen Übereinstimmung zwischen Spender und Empfänger ab.

Um eine Abstoßung zu verhindern, wird beim Empfänger die Abwehrfunktion des Immunsystems durch Medikamente unterdrückt: Das ist die **immunsuppressive Therapie**.

Ein immunsupprimierter Patient zeigt eine erhöhte Infektanfälligkeit mit schwerem Verlauf der Krankheit, Wundheilungsstörungen und vor allem einem erhöhten Tumorrisiko.

13.1.1 Arten der Abstoßungsreaktion

Perakute Abstoßung

Sie beginnt unmittelbar nach Eröffnung der Blutgefäßverbindungen oder innerhalb der ersten Stunden nach der Operation. Diese Abstoßungsreaktion kommt bei Empfängern mit schon zuvor vorhandenen humoralen Antikörpern gegen das Spenderorgan vor (z. B. Blutgruppen-Unverträglichkeit). Innerhalb kürzester Zeit kommt es zur Nekrose des Transplantates.

Akute Abstoßung

Sie findet statt, wenn T-Lymphozyten in das Spenderorgan eindringen und es durch zytotoxische Zellen zerstören. Diese Abstoßungsreaktion kann medikamentös zeitweilig aufgehalten werden (immunsuppressive Therapie).

Chronische Abstoßung

Irreversible Gefäßveränderungen mit Gefäßverschluss und anschließender Gewebenekrose.

13.2 Defektimmunopathien

> **_Immundefekte_ nennt man die allgemeine oder selektive Unfähigkeit des Abwehrsystems, auf ein Antigen mit einer kompletten Immunantwort zu reagieren.**

Daraus resultieren **Immundefekt-Erkrankungen**, so genannte **Immunmangelsyndrome**.

Syndrom deshalb, weil es sich fast immer um verschiedene klinische Symptome und Krankheitskombinationen handelt.

Primäre und sekundäre Immundefekte

Es sind **primäre = angeborene** von **sekundären = erworbenen Immundefekten** zu unterscheiden.

- Angeborene Defekte
  - Störungen in der Entwicklung der B- und/oder T-Zellen
  - Agammaglobulinämie
  - Antikörpermangelsyndrome
- Erworbene Defekte
  - als Folge von Grundkrankheiten oder therapeutischen Eingriffen (maligne Lymphome, Leukämien, Bestrahlung, zytostatische oder immunsuppressive Behandlung von Tumorträgern bzw. Transplantatempfängern)
  - AIDS

Klinische Aspekte der Immunmangelsyndrome

Störungen der immunologischen Abwehr können zu vielfältigen klinischen Symptomen führen. Am häufigsten sind **rezidivierende, abnorm verlaufende Infektionskrankheiten**.

Bei Defekten des B-Zellen-Systems häufen sich schwere bakterielle Infekte, z. B. Lungenentzündungen, Sepsisschübe u. dgl. Erreger sind häufig Pneumokokken, Staphylokokken, Streptokokken u. a.

Bei Störungen des T-Zellen-Systems stehen Infektionen durch Viren, Pilze und so genannte opportunistische Erreger im Vordergrund. **Opportunisten** sind nur fakultativ (sehr schwach) pathogene Bakterien und Pilze, die normalerweise an Körperoberflächen als „harmlose" Schmarotzer vegetieren.

13.2.1 Die erworbene Immunschwächekrankheit = AIDS

AIDS ist die Abkürzung von **A**cquired **I**mmune **D**eficiency **S**yndrome, d. h. erworbenes Immunschwäche-Syndrom. Die Erkrankung ist seit 1980 bekannt und geht mit einer ausgeprägten Schwächung des zellulären Immunsystems einher.

Erreger ist das HIV = **H**umanes **I**mmundefizit-**V**irus (RNA-haltiges Retrovirus).

HIV befällt T-Lymphozyten der Immunabwehr; die Virusvermehrung innerhalb dieser Zellen führt zu deren Zerstörung. Damit fallen die T-Lymphozyten für die Infektionsabwehr aus.

Infektionswege

Die Übertragung des Erregers erfolgt über das Blut und/oder die Schleimhäute durch:

- Sexualkontakt
- gemeinsame Benutzung verunreinigter Injektionskanülen
- Blut (z. B. Blutkonserven oder Gerinnungspräparate für Hämophile)
- intrauterine Infektionen durch die Mutter
- stillende Mütter übertragen auf den Säugling

Bei korrekter Beachtung der Hygiene-Regeln im medizinischen Beruf ist kein AIDS-Risiko gegeben. Trotzdem darf eine mögliche Gefährdung nicht bagatellisiert werden.

Verlauf der Erkrankung

Die Infektion kann lange Zeit stumm bleiben, da die Inkubationszeit zwischen sechs Monaten und sechs Jahren liegen kann.

In dieser Zeit ist das Blut betroffener Personen infektiös und der Nachweis von HIV-Antikörpern der einzige Hinweis auf eine Infektion. Wahrscheinlich führt nicht jede Infektion notwendigerweise zu einer Erkrankung.

1. **Latenzphase:** Sie dauert Monate bis Jahre.
2. **Stadium der Lymphknotenerkrankung**

- Verminderung der Anzahl der T-Lymphozyten
- Generalisierte Lymphknotenschwellung
- Fieber, Nachtschweiß, Müdigkeit
- Gewichtsabnahme, Durchfall

3. **Stadium des manifesten AIDS**

- T-Lymphozyten stark vermindert bzw. fehlend.
- Hohe Empfänglichkeit gegenüber Infektionen aller Art; selbst harmlose Infektionskrankheiten können infolge des Abwehrmangels tödlich enden (Herpes simplex, Toxoplasmose, Zytomegalie, Lungenentzündung durch Pneumozystis carinii, Pilzinfektionen).
- Bösartige Tumoren können entstehen – vor allem das so genannte Kaposi-Sarkom der Haut sowie maligne Lymphome.

Die ausgebrochene Erkrankung führt praktisch immer zum Tod. Eine vorbeugende Impfung ist derzeit nicht möglich.

Risikogruppen

- spritzenabhängige Drogensüchtige (Einwegspritzen vermindern dieses Risiko)
- heterosexuelle Intimpartner von Infizierten (Kondome verwenden!)
- männliche promiskuitive Homosexuelle (Kondome verwenden!)
- Neugeborene von HIV-infizierten Müttern
- Hämophilie-Patienten

Hygienemaßnahmen im medizinischen Bereich zum Schutz vor einer HIV-Infektion

- Vermeidung von Stich- und Schnittverletzungen mit gebrauchten Instrumenten.
- Handschuhe tragen, wenn ein Kontakt mit Blut, Serum, Sekreten u. dgl. wahrscheinlich ist.
- Gesichtsmasken tragen, wenn ein infektiöser Sprühnebel entstehen kann (tracheales Absaugen, zahnärztliche Eingriffe).
- Sofortige Instrumentendesinfektion.
- Kontaminierte Wäsche ohne weiteres Öffnen des Transportsackes in die Waschanlage bringen.
- Kennzeichnung von Laboratoriumsproben.

13.3 Autoimmunerkrankungen

Unter noch nicht völlig aufgeklärten Bedingungen kommt es bei Autoimmunerkrankungen zur Bildung von Antikörpern gegen körpereigenes Gewebe. Bei einer AG-AK-Reaktion wird das entsprechende Gewebe zerstört (= **Autoaggression**).

Statt **autoimmun** ist es viel besser von **Autoaggression** zu sprechen, da der Organismus gegen sich selbst = „autos" krankheitsauslösend und zerstörend = „aggressiv" wirkt.

***Autoimmunerkrankungen*, besser charakterisiert als *Autoaggressionserkrankungen*:**
Das Immunsystem kann nicht mehr zwischen *„Selbst"* und *„Nicht-selbst"* unterscheiden. Fehlgeleitete Immunabwehrreaktionen richten sich gegen körpereigenes Baumaterial, zerstören es und lösen damit Krankheitsprozesse aus.

Das Wesen der Autoaggressionserkrankungen ist ein Selbstangriff des Immunsystems gegen körpereigene Zellen und Gewebestrukturen.

Erklärungsmöglichkeiten für Autoimmunerkrankungen:

- Abänderung der körpereigenen Antigen-Struktur
- Antikörper mit so genannter Kreuzreaktion (z. B.: Antikörper gegen Streptokokken reagieren auch gegen Herzmuskelzellen)
- Störung des Immunapparates

13.3.1 Beispiele für Autoimmunerkrankungen

Autoimmun-Hämolytische Anämien

Es entstehen Auto-Antikörper gegen Erythrozyten.

Perniziöse Anämie

Es entstehen Auto-Antikörper gegen „intrinsic factor"-produzierende Zellen der Magenschleimhaut; dadurch wird die Resorption von Vitamin B_{12} verhindert und die Erythrozytenbildung gestört, es entsteht eine perniziöse Anämie.

Thyreoiditis Hashimoto

Hakaru HASHIMOTO (1881–1934), japanischer Pathologe.

Es entstehen Auto-Antikörper gegen Schilddrüsenzellen und Sekretionsprodukte der Schilddrüse.

Glomerulonephritis

Bei einzelnen Formen der Glomerulonephritis treten Auto-Antikörper gegen Nierenzellen auf.

Generalisierte Autoimmunerkrankungen

Hier kommt es zu einem Befall verschiedener Organe. Die Krankheiten wurden früher fälschlicherweise als „Kollagenosen" (Kollagenkrankheiten) bezeichnet, da man annahm, dass sie die kollagenen Fasern des Bindegewebes schädigen. Das erwies sich jedoch als unrichtig.

Lupus erythematodes disseminatus

Es entstehen Auto-Antikörper gegen verschiedene körpereigene Zellen. Charakteristisch sind Hautveränderungen im Gesicht („Schmetterlingsexanthem") sowie Erkrankungen von Gelenken, serösen Häuten, Nieren, Milz und Herz.

Sklerodermie

Chronische Erkrankung zunächst der Haut, im weiteren Verlauf mit Beteiligung innerer Organe (Gastrointestinaltrakt, Lunge, Herz, Nieren).

Chronische Polyarthritis

Die chronische Polyarthritis ist eine in Schüben verlaufende, zu Versteifungen und Verstümmelungen führende Gelenksentzündung.

Sie ist nicht auf Gelenke beschränkt, sondern eine Allgemeinerkrankung mit Veränderungen an verschiedenen Organen (z. B. Skelettmuskulatur, Herz, Lymphknoten u. a.).

Pflegehinweise bei immunologischen Erkrankungen

Den betroffenen Patienten gemeinsam ist eine Abwehrschwäche gegen Infektionen, auch gegen banale Infekte. Pflegerisch ist daher eine Infektionsgefahr zu minimieren. Das Pflegepersonal darf den Patienten nicht anstecken.

Das größte Risiko für den Patienten sind Hautverletzungen (und auch jede Injektion) sowie eine Tröpfcheninfektion über die Luftwege.

Das größte Risiko für das Pflegepersonal im Umgang mit AIDS-Patienten ist Hektik und Unachtsamkeit.

Wissenstest

1. *Was sind die Fähigkeiten und Aufgaben des Immunsystems? (13.)*
2. *Definiere Antigen und Antikörper (13.)*
3. *Worin besteht der Unterschied zwischen Allergie und Immunität? (13.)*
4. *Was kann eine Immunreaktion? (13.)*
5. *Worin besteht der Unterschied zwischen B- und T-Lymphozyten? (13.)*
6. *Was ist ein „immunsupprimierter Patient"? (13.1)*
7. *Welche Arten der Transplantat-Abstoßung gibt es? (13.1.1)*
8. *Was versteht man unter Defektimmunopathien? (13.2)*
9. *Wo liegt die Gefahr bei Immunmangelkrankheiten? (13.2)*
10. *Was ist AIDS? (13.2.1)*
11. *Wie sind die Infektionswege bei AIDS? (13.2.1)*
12. *Wie verläuft die Krankheit AIDS? (13.2.1)*
13. *Welche Risikogruppen gibt es bei AIDS? (13.2.1)*
14. *Welche Hygienemaßnahmen sind zum Schutz vor einer HIV-Infektion notwendig? (13.2.1)*
15. *Was sind Autoimmunerkrankungen? (13.3)*
16. *Beispiele für Autoimmunerkrankungen (13.3.1)*

14 Chromosomale Defekte und genetische Erkrankungen

Die vererbten Anlagen sind in der genetischen Substanz des Zellkerns (Chromosomen) festgelegt.

Der Chromosomenbestand einer Zelle umfasst insgesamt:

22 homologe Chromosomenpaare = **Autosomen**
1 heterologes Chromosomenpaar = **Geschlechts-Chromosomen**
(X = weiblich, Y = männlich).

Die Zahl der Chromosomen normaler Zellen ist konstant. Die Zellen des Menschen enthalten 46 Chromosomen, davon 2 Geschlechtschromosomen. Dies wird so bezeichnet:

46 XY = männlich **46 XX = weiblich**

Abweichungen kommen vor bei Tumorzellen, (vererbten) genetischen Erkrankungen sowie z. B. nach Einwirkung ionisierender Strahlen.

14.1 Definitionen

Der Genotyp: Der Genotyp sind die vererbten Anlagen, d. h. die gesamte genetische Information über Strukturaufbau und Funktionsaufbau des menschlichen Organismus. Er ist in der genetischen Substanz des Zellkerns, dem Genom, festgelegt. Morphologisch ist das Genom in den Chromosomen organisiert.

Der Phänotyp: Der Phänotyp ist das äußere Erscheinungsbild des lebenden Organismus und seiner funktionellen Äußerungen.

Die Gene = Erbfaktoren = Träger der Erbinformation sind als bestimmte DNA-Sequenzen (Abschnitte) in den Chromosomen linear aneinandergereiht und steuern die Synthese spezieller Eiweißkörper.

Die Chromosomen zeigen ein charakteristisches Bandmuster. Jedes Band enthält eine Vielzahl von Genen. Fluoreszenz-optisch sind diese Bänder als quere Streifen darstellbar.

Erbkrankheiten beruhen auf einer Veränderung im Genom, deren Entstehung man als Mutation bezeichnet.

Eine **Mutation** ist die bleibende Abänderung einer genetischen Information und kann grundsätzlich auf die nächste Generation weitervererbt werden.

Mutationen können ohne erkennbare Ursache auftreten (= **Spontanmutationen**) oder ursächlich **durch Mutagene ausgelöst** werden.

Konstitutionelle genetische Defekte liegen in sämtlichen Körperzellen vor, da sie von einem Elternteil geerbt wurden.

Erworbene genetische Defekte treten während des Lebens in einer Einzelzelle auf und werden nur an deren Tochterzellen weitergegeben.

14.2 Ursachen von Mutationen = Änderungen des Chromosomenaufbaues

- **Mütterliches Alter:** Manche mit Chromosomenanomalien verbundene Defekte treten bei Kindern älterer Mütter signifikant häufiger auf (z. B. DOWN-Syndrom).
- **Ionisierende Strahlen:** Strahleneinwirkungen können strukturelle Chromosomenveränderungen bewirken.
- **Virale Infekte:** Konnatale Fehlbildungen nach Virusinfektion der Mutter im ersten Schwangerschaftsdrittel (z. B. Röteln) sind Folgen einer direkten Wirkung des Virus auf den Embryo.
- **Chemische Substanzen:** Zytostatika beispielsweise können Mutationen hervorrufen.

14.3 Wichtige genetische Krankheitssyndrome

Häufigkeit von Chromosomenanomalien bei:

Abgestorbenen Eiern, Spontanaborten und Mißbildungen	**30–60 %**
Totgeburten, insgesamt	**10 %**
Lebendgeborenen, insgesamt	**0,5 %**
Kinderlosen Ehen	**10 %**

John DOWN (1828–1896). Arzt in England, der 1866 das Erscheinungsbild (= Phänotyp) des DOWN-Syndroms (Mongolismus) beschrieb. Von Chromosomen hatte er noch keine Ahnung.

DOWN-Syndrom (Mongolismus) (→ Abbildung 31, Seite 159)

Merkmale des DOWN-Syndroms sind Kleinwuchs, mongoloides Aussehen durch schräge Lidspalte, Mongolenflecken (Pigmentflecken an der Haut), Organfehlbildungen (Gehirn, Herz und andere Organe), geistige Entwicklungsstörung, häufig Leukämien. Als Chromosomenanomalie liegt eine Trisomie 21 vor, d. h. es gibt drei Chromosomen anstelle des Paares 21. Ältere Mütter gebären häufiger mongoloide Kinder.

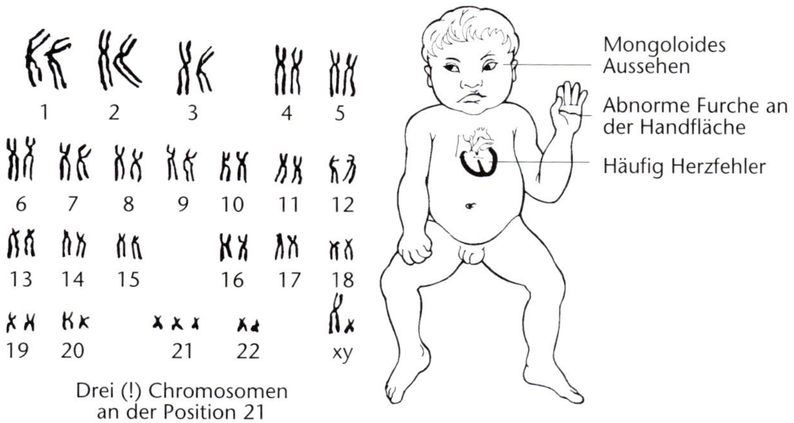

Abbildung 31: DOWN-Syndrom. Charakteristisch ist das äußere Erscheinungsbild sowie eine Trisomie 21.

Echter Hermaphroditismus (Zwitter)

Gleichzeitiges Vorhandensein von Hoden und Ovarien in einem Organismus, während die äußeren Genitalorgane meist intersexuell (67 Prozent), aber auch weiblich (16 Prozent) oder männlich (17 Prozent) aussehen können. Die Chromosomenbefunde sind beim **Hermaphroditen** nicht einheitlich.

Turner-Syndrom

Merkmale des Turner-Syndroms sind: weiblicher Erscheinungstyp, Kleinwuchs, Breithals, Fehlentwicklung der Ovarien. Als Chromosomenanomalie liegt 45 XO vor, d. h. das zweite X-Chromosom fehlt.

Henry TURNER (1892–1970), Endrokrinologe in den USA .

Klinefelter-Syndrom

Merkmale sind: männlicher Erscheinungstyp mit kleinen Hoden, Gynäkomastie (Vergrößerung der Brustdrüsen) und eunuchoider Hochwuchs. Chromosomal liegt 47 XXY vor, d. h. es gibt ein überzähliges zweites X-Chromosom.

Harry KLINEFELTER (geb. 1912), Kinderarzt in den USA.

XYY-Syndrom

Typisch sind Hochwuchs und schwere Akne. Zwei Prozent der Betroffenen zeigen ein asoziales Verhalten (das ist statistisch in der Gesamtbevölkerung kaum signifikant). Es ist daher falsch, solche Personen – wie es einige Zeit behauptet wurde – als genetisch Kriminelle einzustufen.

Albinismus

albus (lat.) = weiß

Unter Albinismus versteht man die allgemeine Pigmentarmut durch Blockade der Melanin-Synthese.

Glykogenose (Glykogen-Speichererkrankung)

Die Krankheit umfasst verschiedene durch Enzyminsuffizienz verursachte Störungen der Glykogen-Synthese oder des Glykogen-Abbaus. Es kommt zu einer abnorm vermehrten Glykogen-Ablagerung in verschiedenen Organen und Geweben.

Adrenogenitales Syndrom

Durch Enzyminsuffizienz wird die Synthese von Nebennierenrindenhormonen blockiert. Es kommt zu einem negativen Rückkoppelungseffekt auf die Hypophyse: Die Folge sind eine vermehrte ACTH-Ausschüttung, dadurch eine Hyperplasie der Nebennierenrinde und eine gesteigerte Produktion androgener Hormone. Weibliche Patienten weisen eine Vermännlichung des äußeren Genitales auf, männliche Patienten eine Überentwicklung des äußeren Genitales.

Zystische Fibrose = Mukoviszidose

🕮 **Mucus** (lat.) = Schleim, **Viscum** = Vogelleim, d. h. klebrige, zähflüssige Beschaffenheit.

Eines von 2500 Neugeborenen leidet daran, die Krankheit ist also nicht selten. Es kommt zu einer abnorm zähen Schleimproduktion aus Drüsenzellen. Dieser Schleim verstopft Ausführungsgänge, daher kommt es zu spezifischen Ausweitungen.

Schwere und Ausmaß des Befalls sind variabel, es gibt milde und schwere Krankheitsverläufe.

🕮 **Mekonium** ist das „Kindspech". Es handelt sich um den während der Schwangerschaft gebildeten schwarz-grünen Darminhalt des Neugeborenen, den ersten Stuhl.

- **Mekonium-Ileus bei Neugeborenen:** Dicke Schleimpfröpfe im Dünndarm führen zum Darmverschluss.
- **Zystische Pankreasfibrose:** Ausgeweitetes Gangsystem mit Atrophie und Fibrose des exokrinen Drüsengewebes. Dadurch kommt es zu einem Verlust der Pankreasfermente und zu Verdauungsstörungen.
- **Bronchiektasien:** Abnormer Schleim verstopft die Bronchien, es kommt zu chronisch bakteriellen (eitrigen) Entzündungen mit Zerstörung der Bronchialwände und sackartiger Ausweitung der Lichtung (des Durchmessers).

In den Ausführungsgängen der (nicht Schleim bildenden) Schweißdrüsen wird Kochsalz fast nicht rückresorbiert: Es tritt ein **ausgesprochen salziger Schweiß** aus; dies fällt oft den Müttern von Kleinkindern auf.

Wissenstest

1. *Welche Chromosomen besitzt der Mensch? (14.)*
2. *Worin besteht der Unterschied zwischen Genotyp und Phänotyp? (14.1)*
3. *Was sind die Träger der Erbinformation? (14.1)*
4. *Was ist eine Mutation? (14.1)*
5. *Was ist das Down-Syndrom? (14.3)*
6. *Was versteht man unter Hermaphroditismus? (14.3)*
7. *Was ist die zystische Fibrose? (14.3)*

15 Allgemeine Pathologie der Infektionskrankheiten

Unter den Erkrankungen des Menschen nehmen die Infektionskrankheiten eine Sonderstellung ein: Die auslösende Ursache (Erreger) ist bekannt, die meist in Stadien ablaufende Erkrankung ist geklärt und häufig ist eine gezielte Therapie und echte Heilung möglich.

> *Mikrobiologie* = **Lehre von den Mikroben als Erreger der Infektionskrankheiten.**

15.1 Einteilung der Mikroben (→ Abbildung 32)

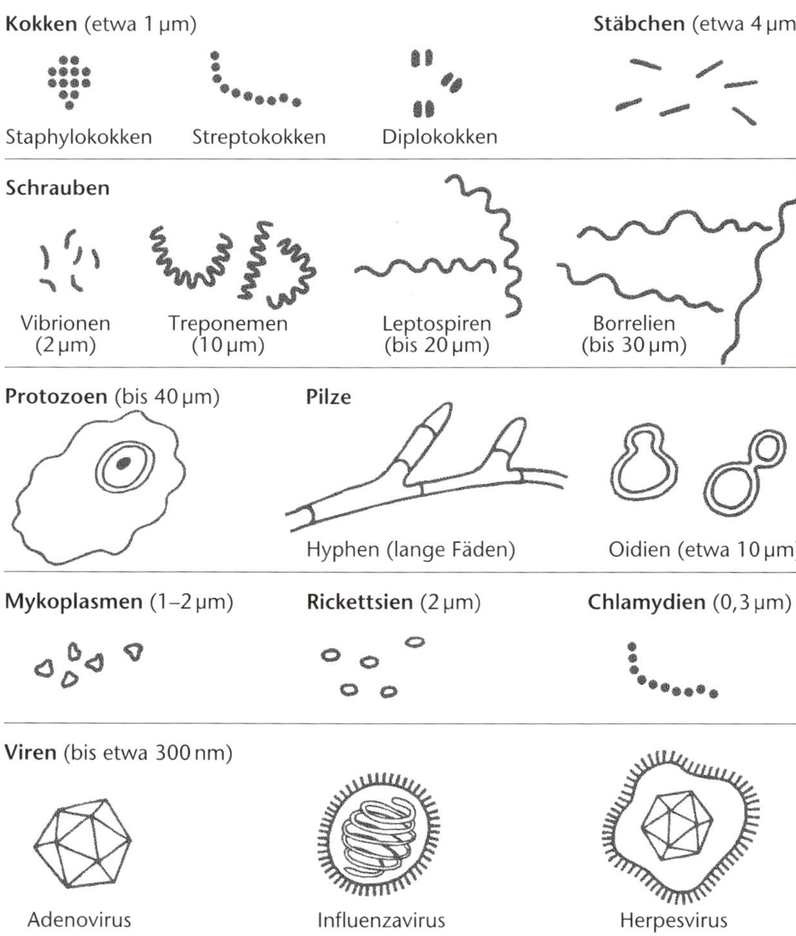

Abbildung 32: Morphologische Grundtypen der Krankheitserreger. Mit Ausnahme der Viren sind die Größenrelationen annähernd richtig dargestellt. Ein µm (= Mikrometer) ist ein tausendstel Millimeter.

- **Mikroorganismen mit einem eigenen Stoffwechsel und der Fähigkeit, sich selbstständig und unabhängig (in unbelebten Medien) zu vermehren**
  - a) **mit zellulärer Struktur:**
    - **Protozoen** (tierische Einzeller)
    - **Bakterien** (pflanzliche Einzeller)
    - **Pilze**
  - b) **ohne zelluläre Struktur:**
    - **Mykoplasmen** (bakterienähnliche Mikroorganismen)
- **Mikroorganismen, deren Vermehrung nur innerhalb lebender Zellen und abhängig von deren Stoffwechsel möglich ist**
  - a) **mit zellulärer Struktur:**
    - **Rickettsien, Chlamydien** (Zellparasiten)
  - b) **ohne zelluläre Struktur:**
    - **Viren** (kleinste, infektiöse biologische Einheiten)

15.2 Infektion und Infektionskrankheiten

Als **Infektion** bezeichnet man das Eindringen sowie die Vermehrung von Krankheitserregern nach Durchbrechen schützender Haut-Schleimhaut-Barrieren. „Ansteckung" bedeutet dagegen nur das Haftenbleiben und die Ansiedlung von Erregern an der Eintrittspforte.
(→ Abbildung 33)

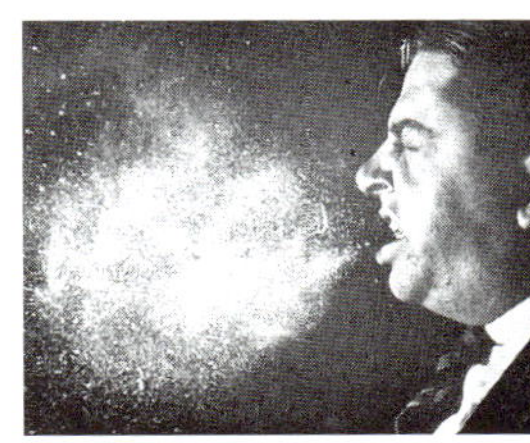

Abbildung 33: Tröpfcheninfektion durch Aushusten ist über größere Distanzen möglich. Daraus erkennt man die Wichtigkeit eines Mundschutzes.

> ***Infektionskrankheit* = Krankheitserscheinungen als Folge einer Infektion (Infektion ist nicht gleichbedeutend mit Infektionskrankheit).**

Ansteckung ist demnach die Voraussetzung für eine Infektion, Infektion ist die Voraussetzung für eine Infektionskrankheit, sofern das betroffene Individuum für die Krankheitserreger empfänglich ist. Die Zeitspanne zwischen Infektion und Auftreten der Krankheitssymptome bezeichnet man als **Inkubationszeit**.

Virulenz ist die Summe der aggressiven und krankheitsauslösenden Eigenschaften eines Erregers (z. B. Ansteckungskraft, Invasionsfähigkeit, Toxinbildung u. a.).

Resistenz ist die Summe der Schutz- und Abwehreigenschaften des menschlichen Organismus (z. B. allgemeiner Gesundheitszustand, Vorhandensein von Leukozyten, Vermögen der Antikörperbildung, Umwelteinflüsse).

Sowohl die Virulenz der Erreger wie auch die Resistenz des Organismus können durch viele Faktoren geändert werden.

Abwehrmechanismen des menschlichen Organismus gegen Krankheitserreger

- Natürlicher Schutz durch intakte **Haut und Schleimhäute**
- Abwehr durch **Phagozytose** (Aufnahme von eingedrungenen Krankheitserregern in Makrophagen = Fresszellen).
  Das ist der wichtigste Abwehrmechanismus!
- **Entzündliche Gewebereaktion**
- **Immunologische Abwehrmechanismen** (Antikörper, B- und T-Lymphozyten).

15.3 Grundtypen von Infektionskrankheiten

Intoxikation

Außerhalb des Körpers gebildete Bakterientoxine werden oral aufgenommen.

Beispiel:

Die Erreger haben sich in (verdorbenen) Nahrungsmitteln vermehrt und in diese ihre Toxine abgegeben.

Lokalinfektion

Der Krankheitsherd ist zunächst auf den Bereich der Eintrittspforte der Erreger beschränkt. Die Erreger können sekundär auf dem Blut- oder Lymphweg weiter verschleppt werden und sich auch im Gesamtorganismus ausbreiten (= Generalisation).

Beispiel:

Furunkel, Abszess.

Sepsis, Pyämie

Eine *Sepsis* ist das Einschwemmen und die Ausbreitung von Erregern im Gesamtorganismus (Generalisation) auf dem Blutweg. Die Erreger vermehren sich und bilden Toxine; es kommt zu Schüttelfrost, Fieber, schweren allgemeinen Krankheitssymptomen und Organschädigungen.

Kommt es darüber hinaus zur Absiedelung der Erreger in verschiedenen Organen mit Abszessbildung (so genannte metastatisch-pyämische Abszesse), liegt eine Pyämie bzw. Septikopyämie vor.

Außerdem zu unterscheiden sind:

- **Bakteriämie** = Kreisen von Bakterien im Blut ohne Symptome, da keine Toxinproduktion und keine Erregervermehrung stattfindet.
- **Toxinämie** = Die Erreger bleiben an der Eintrittsstelle lokalisiert, ihre Toxine gelangen jedoch in die Blutbahn und verursachen Organschädigungen sowie Allgemeinsymptome.

Zyklische Infektionskrankheiten

Der Ablauf der Infektionskrankheit erfolgt in Stadien:

- **Inkubationsstadium** (Zeit vom Eindringen der Erreger bis zum Ausbruch der Krankheit),
- **Generalisation** (Ausbreitung der Erreger über Lymph- und Blutbahn) und
- **Organmanifestation** (krankhafte Veränderungen speziell betroffener Organe).

Beispiel:

Tuberkulose, Syphilis, Typhus abdominalis, Poliomyelitis.

Pflegehinweise für Infektionskrankheiten

Persönliche Hygiene und Sauberkeit sind die Grundpfeiler eines sachgemäßen Umganges mit infektiösen Patienten.

Vermieden werden muss

- eine Übertragung auf andere Patienten,
- eine Übertragung auf das Pflegepersonal.

Auf jeder Krankenstation existiert ein Hygieneplan. Die Vorschriften sind strikte einzuhalten. Die gefährlichste Schwachstelle ist eine ungenügende Händedesinfektion.

Wissenstest

1. *Was sind Mikroben? (15.1)*
2. *Worin besteht der Unterschied zwischen Bakterien und Protozoen? (15.1)*
3. *Was unterscheidet eine Infektion von einer Infektionskrankheit? (15.2)*
4. *Was bedeutet Virulenz und was Resistenz? (15.2)*
5. *Welche Abwehrmechanismen existieren gegen Krankheitserreger? (15.2)*
6. *Was ist eine Sepsis? (15.3)*
7. *Worin besteht der Unterschied zwischen Bakteriämie und Toxinämie? (15.3)*
8. *Wie verläuft eine zyklische Infektionskrankheit? (15.3)*

Verzeichnis wichtiger Fachbegriffe

Adipositas

Der Name leitet sich her von adeps (lat.) = fettig. Adipositas ist die Fettsucht im Sinne einer starken Übergewichtigkeit.

Überschussfett wird geschlechtsunterschiedlich angehäuft.

> ***Weiblicher Typ:*** **Fettansammlung an den Hüften, dem Gesäß, den Oberschenkeln, den Oberarmen.**
> ***Männlicher Typ:*** **Fettansammlung an der vorderen Bauchwand, am Rücken, am Nacken.**

Adipositas ist die wichtigste Wohlstandserkrankung der Gegenwart. Die Lebenserwartung sinkt mit zunehmender Dicke der Fettpolster. Folgen der Adipositas sind Herz- und Kreislaufbelastung, Bluthochdruck, Atherosklerose, Bewegungsmangel, Gelenkserkrankungen und allgemeine Herabsetzung der Widerstandsfähigkeit gegenüber Krankheiten.

Adipositas ist keine Krankheit, sondern ein Symptom mit verschiedenen Ursachen.

- **Hormonelle Faktoren:** Adipositas entsteht vor allem bei Überproduktion von Nebennierenrindenhormonen bzw. bei Mangelproduktion von Geschlechtshormonen.
- **Genetische Faktoren:** So genannte „guter Nahrungsverwerter", die die Nahrung konstitutionell gut ausnutzen, neigen eher zu Adipositas.
- **Psychosoziale Faktoren:** Das ist die verhaltensbedingte Überernährung; auch Alkohol ist kalorienreich. Die Verhaltensstörung liegt im Unvermögen des „Verlassen-Könnens":
  - Unfähigkeit, rechtzeitig den Esstisch zu verlassen;
  - Faulheit, den Sessel zu verlassen, um sich körperlich zu betätigen.

> **Leicht zu bestimmen ist der Body Mass Index (BMI):**
>
> $$\text{BMI} = \frac{\text{Körpergewicht (kg)}}{\text{Quadrat der Körpergröße (m).}}$$
>
> **Als „normal" gilt ein BMI von 21–22 bei Frauen bzw. von 22–24 bei Männern.**
> **Starkes und krankhaftes Übergewicht besteht ab BMI 32.**

Bypass

Das Wort bedeutet Umgehung, eine Bypass-Anlegung ist ein operativer Eingriff. Meist handelt es sich um die Umgehung einer Einengung oder eines Verschlusses von Arterien. Es wird operativ eine Umgehungsstrombahn angelegt, entweder durch entnommene körpereigene Venen (aus den Beinen) oder durch Gefäßstücke aus Kunststoff. Ein **aortokoronarer Bypass** ist die Überbrückung einer verengten oder verschlossenen Herzkranzarterie durch Einsetzen eines Gefäßersatzes zwischen Aorta und der peripheren, freien Koronararterie.

Dekubitus

Das Wort ist abgeleitet von decumbere (lat.) = sich niederlegen. Bei bettlägerigen und bewegungseingeschränkten Patienten (Lähmung, Bewusstlosigkeit) kann es durch die Druckwirkung des Körpers zu Durchblutungsstörungen an den Auflageflächen kommen, da die Blutgefäße komprimiert werden. Die Folge sind lokale Ernährungsmängel, Degeneration der Haut und schließlich Geschwürbildung = **Dekubital-Ulkus**.

Gefährdete Stellen sind die Schulterblattgegend, das Kreuzbein, die Fersen und sonstige Stellen, wo Knochen dicht unter der Haut liegen.

Die Dekubitusentstehung wird in vier Grade eingeteilt:

1. Grad: umschriebene Rötung, intakte Haut;
2. Grad: Hautdefekt;
3. Grad: tiefer Hautdefekt, Muskulatur ist sichtbar;
4. Grad: Knochen ist im Defekt sichtbar.

Für die Pflege wichtig ist eine sorgsame **Dekubitusprophylaxe** (Hautpflege, Weichlagerung, Lagewechsel).

Diagnose, Diagnostik

Diagnose (griech.) heißt Entscheidung, Urteil. Die **Diagnose** einer Krankheit ist eigentlich ihr Name, hergeleitet aus der zusammenfassenden Beurteilung sowohl der Symptome wie auch der erhobenen Befunde (Labor, Röntgen, Biopsie u. a.).

Manchmal gelangt man nur zu einer **Verdachtsdiagnose**, des weiteren kann es nötig sein, die ursprüngliche Diagnose im Gefolge weiterer Erkenntnisse zu erweitern oder zu ändern.

Elektronenmikroskopie

In einem Elektronenmikroskop kann man mittels eines Elektronenstrahls an Stelle einer Lichtquelle sehr hohe Vergrößerungen erzielen, etwa 10.000-fach und darüber. Die Technik ist kompliziert und wird nur in Speziallaboratorien angewendet. Wichtig ist zuallererst, dass die Präparate nicht in Formalin, sondern in Glutaraldehyd fixiert werden. Eine medizinisch-diagnostische Anwendung erfolgt vor allem bei Nierenbiopsien zur Klassifikation von Nierenentzündungen (Glomerulonephritis).

Endokrine und exokrine Drüsen

Drüsen sind aus Epithelgewebe aufgebaut, die Drüsenzellen produzieren lebenswichtige Substanzen und geben diese ab.

1. **Abgabe an das Blut = endokrine Sekretion, endokrine Drüsen:** Hypophyse, Schilddrüse, Nebennieren u. a.
2. **Abgabe in einen Ausführungsgang = exokrine Sekretion, exokrine Drüsen:** Schweißdrüsen, Speicheldrüsen u. a.

Die Bauchspeicheldrüse = Pankreas hat sowohl eine endokrine Funktion (Insulin an das Blut) als auch eine exokrine Sekretion (Verdauungsfermente in den Darm).

Gangrän

Gangräna (griech.) = fressendes Geschwür bzw. Brand. Im medizinischen Sprachgebrauch ist es die klinische Bezeichnung für eine Extremitätengangrän = Nekrose als Folge einer Durchblutungsstörung. Sowohl den trockenen Brand = Mumifikation wie auch den feuchten Brand = bakterielle Infektion der Nekrose nennt man Gangrän.

Hermaphroditismus

Ein Hermaprodit ist ein Zwitter, d. h. ein Mensch mit teils männlichen, teils weiblichen Merkmalen. Die Namensgebung kommt aus der griechischen Sagenwelt und bezieht sich auf ein zweigeschlechtliches Mischwesen z. T. ähnlich dem männlichen Gott Hermes, z. T. ähnlich der weiblichen Göttin Aphrodite.

Ein **echter Hermaphrodit** hat sowohl Eierstöcke wie auch Hoden. Das äußere Genitale kann zwischen männlich, Mischformen und weiblich variieren.

Ein **Pseudohermaphrodit** hat entweder einen weiblichen Habitus, dazu jedoch Hoden, oder ein männliches Erscheinungsbild, allerdings mit Eierstöcken.

Histologie

Das griech. Wort „histos“ bedeutet Gewebe. Davon leiten sich eine Vielzahl von Fachbegriffen ab, die den Wortteil „histo …“ oder „histio …“ enthalten. Histologie ist die Lehre vom feingeweblichen Aufbau des Körpers. Die Methode der Histologie ist die mikroskopische Untersuchung.

Histopathologie ist die Lehre von den krankhaften Veränderungen der Körpergewebe.

Histochemie = **Immunhistochemie** ist Histologie unter Anwendung von chemischen und immunologischen Spezialfärbungen zur Darstellung besonderer Strukturen, die bei Routinefärbungen nicht erkennbar sind.

Ikterus

Ursprünglich war „ikteros" (griech.) die Bezeichnung für einen gelben Vogel, später wurde das Wort im übertragenen Sinn zur „Gelbsucht".

Ikterus ist ein Symptom, d. h. Gelbfärbung der Haut, der Schleimhäute und aller inneren Organe. Hervorgerufen wird dies durch eine Vermehrung des Bilirubin (Abbauprodukt des Blutfarbstoffes) im Blut. Dies kann prinzipiell geschehen durch

- Erythrozytenzerfall = Hämolyse
- Lebererkrankungen = Störung des Bilirubinstoffwechsels
- Gallestauung

Ileus

Ein Ileus (griech.) ist eine Behinderung der Darmpassage, keineswegs generell ein Darmverschluss. Daher wird unterschieden:

- **Mechanischer Ileus** = Es besteht ein mechanisches Hindernis. Dieses kann von außen her den Darm abschnüren = Strangulations-Ileus oder von innen her die Lichtung einengen = Obturations-Ileus.
- **Dynamischer Ileus** = Es besteht eine Störung des Weitertransportes. Entweder kommt es zur Darmlähmung = Paralytischer Ileus oder es besteht ein Darmkrampf = Spastischer Ileus.

Jeder Ileus ist lebensbedrohend, es kommt zum Schock sowie zu einer Bauchfellentzündung.

Ionisierende Strahlen

Wenn Strahlenenergie beim Durchgang durch Materie aus der Hülle von Atomen Elektronen herauslöst, so entstehen Ionen. Dadurch wird Energie auf diese Materie übertragen. Wenn es sich bei dieser Materie um Zellen handelt, entstehen chemische Reaktionen und strahlenbiologische Folgen.

Konstitution

Im Begriff **Konstitution** (Zustand, Verfassung) sind zwei Unterbegriffe vorhanden.

- Der erste ist die **Resistenz**. Kommt es nicht zur Krankheit, bleibt also der Organismus der krank machenden Ursache gegenüber unberührt, so ist dies eine Folge einer guten Konstitution.

Achtung: Resistenz in diesem Sinne hat nichts mit Immunität zu tun!

- Der zweite Unterbegriff ist jener der **Disposition**. Darunter versteht man eine versteckte Krankheitsanfälligkeit, d. h. die gesteigerte Wahrscheinlichkeit, auf eine krank machende Ursache hin zu erkranken. Diese Disposition gehört zu den inneren Krankheitsursachen.

Mikrobiologie

Die Wissenschaft von den Kleinstlebewesen. Das griechische Wort „mikros" bedeutet klein. Im medizinischen Bereich beschäftigt sich die Mikrobiologie mit jenen Kleinstlebewesen, die beim Menschen Krankheiten hervorrufen können.

Bakteriologie ist eigentlich nur die Wissenschaft von den Bakterien, Mikrobiologie umfasst alle lebenden Erreger, wie z. B. Pilze, Viren, Parasiten u. dgl.

Mutation

Abgeleitet von mutare (lat.) = verändern. Gemeint ist eine Veränderung des genetischen Materials, des Genoms, also der Chromosomen. Solche Veränderungen können ohne erkennbare äußere Ursachen auftreten = Spontanmutation oder durch exogene Einflüsse verursacht werden = induzierte Mutation.

Induzierte Mutationen können durch Strahlung, chemische Substanzen und Viren ausgelöst werden.

Operation, operativer Eingriff

Operatio (lat.) heißt Tätigkeit. Gemeint ist ein chirurgischer Eingriff in den lebenden menschlichen Organismus und damit in die körperliche Unversehrtheit des Betroffenen. Jede Operation ist daher rechtlich gesehen eine Körperverletzung! Deswegen ist grundsätzlich die Einwilligung des Patienten (bei Kindern der Eltern) erforderlich. Ausnahme ist ein lebensbedrohlicher Notfall bei einem bewusstlosen Patienten.

Vor jeder Operation ist eine **Aufklärung über Risiko und Komplikationsmöglichkeiten** zwingend vorgeschrieben. Ein großes Risiko stellt jeweils die Narkose dar. Je schwerer die Grundkrankheit und je länger die Operationsdauer, umso größer das Risiko.

Punktion

Das lateinische Wort punctio bedeutet Einstich. Verwendet wird eine Hohlnadel von 1–5 mm lichter Weite. Es können Körperhöhlen oder solide Organe punktiert werden, z. B. Brusthöhle, Nasennebenhöhlen, Leber, Schilddrüse u. ä. Die Punktion dient dazu, Flüssigkeit abfließen zu lassen (Entlastungspunktion bei einem Pleura-Erguss), zur diagnostischen Gewinnung von Blut oder Flüssigkeiten (Gefäßpunktion, Punktion von Zysten) und zur Gewinnung von Gewebematerial für histologische Untersuchungen (Organpunktion).

Jede Punktion am menschlichen Körper ist eine Körperverletzung (siehe Operation) und keineswegs ungefährlich.

Reanimation

Das Wort bedeutet Wiederbelebung und meint eine notfallmäßige Sofortmaßnahme bei plötzlichem Herz- und/oder Atemstillstand. Maßnahmen sind Herzdruckmassage, Beatmung und elektrische Beeinflussung der Herzfunktion mit einem Defibrillator.

Das Vorgehen bei einer akut geforderten Reanimation muss laufend geübt werden!

Serologie

In der Serologie werden die Bestandteile des Blutserums untersucht, verwendet werden meist immunologische Methoden, d. h. Antigen-Antikörper-Reaktionen. Mittels Spezialmethoden dringt man bis zum Nachweis pathologisch veränderter Moleküle vor = Molekularpathologie.

Außerdem gehört hierher auch die **Blutgruppenserologie**.

Vakatwucherung

Wenn ein Gewebe atrophisch wird, so entsteht ein freier Raum, es wird ein Areal leer. Daher stammt der Name Vakatwucherung: vacare (lat.) = entleeren. Sobald in den frei gewordenen Raum Fettgewebe hineinwächst, nennt man dies Vakatwucherung. Das atrophische Gewebe wird durch Fett ersetzt, daher ist es möglich, dass ein solches Organ trotz Atrophie nicht kleiner wird.

Zellmauserung

Mauser ist der Feder- oder Haarwechsel der Tiere. Auf den Menschen übertragen versteht man darunter das Absterben und die Regeneration von Zellen in einem Verbrauchsgewebe: Hautzellen, Blutzellen, Spermien und Eizellen u. a. Das Absterben der Zellen ist ein genetisch programmierter Vorgang, die **Apoptose**. Die Regeneration erfolgt durch körpereigene Stimulation.

Zytologie

Zytologie leitet sich ab vom griechischen Wort „kytos" = Zelle. Zytologie ist die Lehre vom Bau, dem Aussehen und Funktionieren der Zellen. Untersuchungsmethode ist die Mikroskopie, als Standard wird die Zellfärbung nach Papanicolaou angewendet. Man unterscheidet die genitale und extragenitale Zytologie. **Genitale Zytologie** heißt Untersuchung von Abstrichpräparaten aus dem weiblichen Genitaltrakt im Rahmen der

Krebsvorsorge. Die **extragenitale Zytologie** betrifft Abstriche und Punktionen aus anderen Organen.

Zytostatika

Sammelbezeichnung für Medikamente, die die Zellteilung = Zellvermehrung hemmen. Diese Präparate werden in der Tumortherapie eingesetzt. Da die Tumorzellen meist eine höhere Zellteilungsrate aufweisen als normale Körperzellen, erfolgt die Medikamentenwirkung stärker auf den Tumor als auf die übrigen Zellen. Jedoch werden zwangsläufig auch gesunde Zellen zum Teil erheblich geschädigt, wie z. B. die sich rasch teilenden Blutbildungszellen im Knochenmark, die Epithelzellen des Magen-Darm-Traktes, Zellen der Epidermis und der Haarfollikel. Dadurch entstehen beträchtliche Nebenwirkungen wie etwa Knochenmarkschäden und Haarausfall.

Register

A
Abgeschilferte Zellen 20
Ablagerung von Pigmenten 74
Abscheidungsthrombus 133
Abstoßungsreaktion 150 f.
Abstrich 20, 65
Abszess 70, 110, 113, 115
Abwehrmechanismus 147, 164
Acanthosis nigricans 88
Adenom 81 f., 100
Adipositas 68, 167
Adrenogenitales Syndrom 160
Aflatoxin 102
Agonie 41, 46
AIDS 152 f.
Aktive Immunisierung 148
Akute Abstoßung 151
Akute Entzündung 110
Akute Erkrankungen 39
Albinismus 159
Alkoholkonsum 102
Allergie 147 f.
Allotransplantat 150
Allwissende Zellen 97
Alteration 107, 111
Altersatrophie 73
Altershäufung von Tumoren 89
Amputation 17
Amputationsneurome 120
Anämie 87, 124
Anamnese 63
Anamnestische Reaktion 148
Anaphylaktischer Schock 138
Anaplasie 78, 85
Anatomie 13, 60
Androgene 102
Androgene bzw. anabole Steroide 102
Aneurysma 47, 75
Anoxie 67
Antigen 147 ff.
Antigen-Antikörper-Reaktion (AG-AK-Reaktion) 147 ff.
Antikörper 19, 147 ff., 164
Antikörper-Bildung 149
Anti-Onkogene 98
Antiphlogistika 124
Apoptose 66, 172
Appendizitis 70
Arbeitshypertrophie 76
Arterielle Durchblutungsstörungen 139 f.
Arterielle Embolie 134 f.
Arterienstenose 139
Asbest-Inhalation 102
Aszites 130
Atemstillstand 51
Atherosklerose (Arteriosklerose) 71, 74, 126
Ätiologie 37, 79
Ätiologie maligner Neoplasmen 99 ff.
Atrophie 73 ff., 77
Austrocknung 132
Autoaggression 154
Autoimmunerkrankungen 154
Autoimmun-Hämolytische Anämien 154
Autolyse 69
Autonom 79
Autopsie 16, 23 f., 28
Autosomen 157
Autotransplantat 150

B
Bakteriämie 165
Bakterien 163
Bakterienembolie 136
Bakterienkultur 23
Bakterientoxine 69
Bakterienwachstum 23
Bakteriologie 171
Bakteriologische Diagnostik 22 f.
Befundabstufung 21 f.
Benigne Lymphome 83
Benigne Neoplasmen 80, 84
Beurteilung einer Wunde 125
Bindegewebe 67, 71
Biologischer Tod 41, 46
Biopsie 17, 64 f.
Blastom 780
Blut im Stuhl/am Stuhl 142
Blutgerinnung 143
Blutgruppenserologie 172
Blutgruppen-Unverträglichkeit 150
Bluthochdruck 76
Blutspende 35
Blutstauungsödem 131
Blutstrombahn 130
Blutung 141 ff.

Blutungsschock 138
B-Lymphozyten 149, 164
Body Mass Index 167
Bodybuilding 76 f.
Booster-Effekt 148
Bösartige Tumoren 80 f.
Brand 70
Brillenhämatom 141
Bronchitis 111
Bronchuskarzinom 82, 87
Brustkrebs (s. a. Mammakarzinom) 82
Bypass 168

C

Calor 107 f.
Celsus, Cornelius 108
Chemische Karzinogene 97 f., 100 f.
Chemische Stoffe 68 f.
Chlamydien 162 f.
Choristom 84
Chromosomen 157
Chronische Abstoßung 151
Chronische Entzündungen 110, 126
Chronische Wunden 122
Claudicatio intermittens 139
Cushing, Harvey 88
Cushing-Syndrom 88

D

Dauergewebe 73, 117
Defektheilung 40, 118
Defektimmunopathien 151 ff.
Degeneration 67, 71
Dehydratation 132
Dekubitus 70, 168
Destruierend 84, 99
Diagnose, Diagnostik 16 ff., 23 f., 168
Diagnostik von Infektionskrankheiten 22
Diagnostische Biopsie 64
Diagnostische Fehlerrate 26
Dickdarm-Adenomatose, familiäre 100
Dickdarmkrebs 92
Differenzierungsstörungen 99
Digitus cordis 60
Dignität 80
Disposition 38 f., 171
Dissoziierter Tod 42
Divergierender Sterbenstyp 48
DNA 19, 98, 101
DNR-Verfügung 55
Dolor 107 f.
Down, John 158
Down-Syndrom 158 f.
Druckatrophie 74 f.
Dunkelziffer 29, 89
Dupuytren'sche Kontraktur 127
Durchblutungsstörungen 121, 138 ff.
Dysenterie 110
Dysplasie 78
Dystrophie 67 f., 107
Dystrophische Verkalkungen 128

E

EEG, isoelektrisches 42
Effektorzellen 149
Eigenschaften maligner Zellen 99
Einteilung der Embolien 135 f.
Einteilung der Entzündungen 110 ff.
Einteilung der Neoplasmen 80 f.
Eiter 112
Eitrige Einschmelzung 134
Eitrige Entzündung 112
Ekchymosen 141
Elektronenmikroskopie 19, 65, 168
Elephantiasis 130
Embolie 134 ff.
Embryo 33
Empyem 113
Endogen 38
Endokrin 38
Endokrine Atrophie 75
Endokrine Drüsen 169
Endokrine Hyperplasie 76
Endometriumkarzinom 82
Endoskopie 17, 26
Endotoxin- und septischer Schock 138
Entartung von Zellen 97
Entdifferenzierung 85
Entstehen einer Fibrose 126
Entzündliche Gewebereaktionen 106 ff., 164
Entzündung 106, 147
Entzündungsreize 106 f.
Epidermiseinschlusszyste 122
Epidermoidzysten 122
Epikrise 63
Epistaxis 142
Epithel 77 f.
Epitheliale Tumoren 81 f.
Epitheliom 81
Epstein-Barr-Virus 104
Erbfaktoren 157
Erbkrankheiten 157
Erbliche Blutgerinnungsstörung 143

Ernährungsstörungen 68 f.
Erworbene genetische Defekte 158
Erythrozyten 108
Eisenmangel 124
Exfoliativzytologie 20 f.
Exogen 38
Exogene Tumor-Risikofaktoren 95
Exokrine Drüsen 169
Expansiv 84
Exsikkose 132
Exsudation 107 f., 111 f., 115
Exzisison 17

F

Faktor VIII 143
Färbung 18
Färbung nach Papanicolaou 20
Fäulnis 69
Fehldiagnosen 25
Fernmetastasen 85
Fettembolie 136
Fettige Dystrophie 68
Fettsucht 68
Fetus 33
Feuchter Brand 70
Fibrin 111
Fibrinexsudat 115
Fibroadenom 84
Fibromatose 127
Fibromatosis penilis 127
Fibrose 125 ff.
Fieber 87, 107
Fistelbildung 122
Flüssigkeitshaushalt, Störungen 132
Folgen der Fibrosen und Fibromatosen 127
Folgen maligner Neoplasmen 87 ff.
Formen der Nekrose 70
Fraktur 120
Fremdkörpergranulome 115, 122
Fremdkörperreiz 121
Fruchtwasserembolie 136
Frühdiagnose 87
Früherkennung bösartiger Tumoren 95
Frühmedizin, magisch-religiöse 59
Functio laesa 107
Fünfjahresheilung 86, 91
Funktionelle Pathologie 14
Furunkel 113

G

Galenos v. Pergamon (Galen) 61 f., 108
Gangrän 70, 169
Gangräneszierende Entzündung 114
Gangränöse Nekrose 70
Gangränös-jauchige Entzündung 70
Gefäßbindegewebe 67
Gefäße 67
Gefäßinvasion 99
Gefäßwandfaktor 133
Gefrierschnitt 17 f., 65
Gehirninfarkt 70
Gehirntod 41 f., 46
Gelenksentzündung 110
Gene 157
Generalisierte Autoimmunerkrankungen 155
Genetische Disposition 100
Genetische Erkrankungen 68, 157 ff.
Genloci 98
Genom 97
Genomabschnitte 97
Genotyp 97, 157
Gerichtliche Obduktion 30
Gerinnungsfaktoren 145
Geschichte der Pathologie 59 f.
Geschlechts-Chromosomen 157
Geschwulst 71, 74, 79, 83
Geschwüre 71, 83, 115
Gesundenuntersuchung 87, 95
Gesundheit 37
Gewebe 66
Gewebedefekt 119
Gewebeerneuerung 73
Gewebeersatz 73, 117
Gewebenekrose 114
Gewebeneubildung 79
Gicht 71
Gliome 84
Glomerulonephritis 110, 155
Glykogenose 159
Gram, Hans Christian 22
Gram-Färbung 22
Granulationsgewebe 108, 115, 119, 121
Granulom 115
Grundstoffe des Organismus 61
Gutartige Tumoren 80 f.

H

Hahnemann, Samuel 62
Hamartom 84
Hämatemesis 142
Hämatogene Metastasierung 86
Hämatom 141

Hämaturie 142 f.
Hämophilie A 143
Hämoptose 142
Hämoptyse 142
Hämorrhagie 141 ff.
Hämorrhagische Diathesen 143
Hamorrhagische Entzündung 113 f.
Hämorrhagische Infarzierung 139 f.
Hämorrhagische Nekrose 70
Hämorrhagische Zerstörung 140
Harnblasenkarzinom 92
Harvey, William 63
Hashimoto, Hakaru 154
Häufigkeit der Todesfälle an malignen Tumoren 91
Häufigkeit maligner Tumoren, Trend 92 f.
Häufigkeitsstatistiken maligner Neoplasmen 89 f.
Heilung 13, 40
Heilung per primam intentionem 118
Heilung per secundam intentionem 119
Heilung von Knochenbrüchen 120
Hepatitis-B- und -C-Viren 104
Hermaphroditismus 159, 169
Herpes-Simplex-Viren 104
Herz 130
Herzhypertrophie 76
Hippokrates v. Kos 60, 62
Hippokratischer Eid 60 f.
Hirnödem 131 f.
Hirntod 42
Histochemie 170
Histologie 17, 20, 169
Histologische Diagnostik 16 ff., 65
Histologische Präparate 22
Histologische Untersuchung 85
Histopathologie 169
HIV 23, 152
Hodgkin, Thomas 83
Hodgkin-Lymphome 83
Homöopathie 62
Hormone 124
Hospitalismus 120
Humane Papilloma-Viren 104
Humorale Antikörper 149
Humoralfaktor 133
Humoralpathologie 61
Hungeratrophie 74 f.
Hungerödem 131
Hungerzustände 123
Hyperhydratation 132
Hyperkalzämie 88
Hyperplasie 76 f., 80
Hyperplastische Narben 122
Hypertrophie 76 f.
Hypoglykämie 88
Hypoplasie 73
Hypostase 141
Hypovitaminosen 124
Hypoxämie 67
Hypoxie 67

I

Idiopathische Fibrose 127
Ikterus 170
Ileus 170
Immundefekte 151 f.
Immunglobuline 107
Immunhistochemie 19, 65, 170
Immunisierung 148
Immunmangelsyndrome 151 f.
Immunologie 147 ff.
Immunologische Abwehrmechanismen 164
Immunologische Störungen 99
Immunpathologische Prozesse 69
Immunreaktionen 68
Immunsuppressive Therapie/Medikamente 149 ff.
Immunsystem 147 f.
Implantate 35
In situ 86
Inaktivitätsatrophie 74 f.
Induration 126
Infarkt 69 f., 135, 140
Infarzierung 70, 140
Infektion 89
Infektionskrankheiten 162 ff.
Infektionspathologie 65
Infektionswege 152
Infiltrierend 84, 99
Inkubationszeit 163
Intermediäres Leben 41
Interstitiell 74
Interstitielle Bindegewebevermehrung 126
Interstitium 67, 106
Interzellulärsubstanz 66
Intoxikation 164
Intraoperative Biopsie 65
Intra-uterin 38
Intravitale Diagnostik 16
Invasiv 84

Inzidenz neoplastischer Erkrankungen 89 ff.
Ionisierende Strahlen 102 f., 170
Irreversibilität 79
Irreversible Zellveränderungen 67
Ischämie 138, 140
Ischämische Nekrose 70
Isotransplantat 150

K
Kachexie 47, 74 f., 87
Kalkablagerungen 127
Kallus 120
Kanzerogene 96
Karbunkel 113
Kardialer Schock 138
Kardiovaskulär 87
Karotisangiographie 42
Karzinogene 96, 100
Karzinogenese 96 f.
Karzinom (s. a. Neoplasma, Tumor) 82
Karzinom im Corpus uteri 81
Karzinommetastasen 83
Karzinosarkom 84
Käsige Nekrose 70
Katarrh 111
Kaverne 115
Keloide 122, 126
Klassifikation der Tumoren 81 ff.
Klassifikation zytologischer Befunde 21 f.
Klinefelter, Harry 159
Klinefelter-Syndrom 159
Klinische Obduktion 30
Klinische Pathologie 14 f., 64
Klinischer Tod 41, 46
Knochenbrüche 120
Knochenmetastasen 86
Knorpelgrundsubstanz 71
Koagulationsnekrose 70, 107
Koagulopathien 143 f.
Kokken 162
Kollagene Fasern 125
Kollagensynthese 127
Kollateralkreislauf 138
Kollikationsnekrose 70
Komplexer Sterbenstyp 49
Kongenital 38
Konkremente 128 f.
Konnatal 38
Konnatale Erkrankungen 38
Konsistenzvermehrung 74
Konstitution 170
Konstitutionelle genetische Defekte 158
Konvergierender Sterbenstyp 49
Kornealreflex 42
Korrektur 17
Krankengeschichten, korrekte 25
Krankheit 37
Krankheitserreger 68, 162
Krankheitsursachen 37 f.
Krankheitsverlauf 39 f.
Krebs, Begriff 82
Krebsgeschwulst 78
Krebsinzidenz 93
Kreislauf 130 ff.
Kremation 35

L
Labormedizin 14
Leberkarzinom 83, 104
Leichengifte 53 f.
Leichenöffnungen 15, 23, 28 ff.
Leichnam 35
Leichnam im Rechtssinn 33
Leichnam, Definition 32 f.
Leukämien 84, 90
Leukozyten 108, 115
Leukozytose 87, 107
Licht-Erleben 43
Lidödem 131
Linearer Sterbenstyp 48
Linksverschiebung 108
Lokale Auswirkungen eines malignen Tumors 88
Lokalinfektion 164
Luftembolie 136
Lungenfibrose 126
Lungenkarzinom 92
Lungenödem 131 f.
Lupus erythematodes disseminatus 155
Lymphadektomie 130
Lymphknotenmetastasten 85
Lymphknotenvergrößerung 83
Lymphogene Metastasierung 86
Lymphozyten 108
Lymphstauungsödem 130
Lymphstrombahn 130

M
Makrophagen 108, 115
Maligne Entartung 81
Maligne Lymphome 83, 90

Maligne Neoplasmen 80, 84 ff.
Maligne Transformation 97 f.
Malignität 78, 85 f., 97
Malignitätsgrade 85
Malpighi, Marcello 63
Mammakarzinom 85, 92
Mangel an Vitaminen 124
Mangeldurchblutung 138
Marasmus senilis 47, 74 f.
Mediator-Substanzen 109
Medizin in den antiken Hochkulturen 59 f.
Medizin, arabische 62
Mekonium 160
Meläna 142
Melanome 84, 90, 92
Memory cells 148 f.
Meningeome 84
Menstruelle Zyklusstörungen 143
Merkwort AEIOU 54
Mesenchymale Tumoren 83
Metabolisches Koma 54
Metaplasie 77
Metastasen 84 ff.
Metastasenabsiedelung 86
Metastasierung 89, 99
Metastasierung in die serösen Höhlen 86
Metastatische (metabolische) Verkalkungen 128
Metastatisch-pyämische Abszesse 113
Mikroben 106, 162
Mikrobiologie 162, 171
Mikrobiologische Diagnostik 16
Mikrophagen 108
Mikrotom 18
Mischtumoren 84
Molekularbiologische Techniken 19
Molekularpathologie 65, 172
Mongolismus 158 f.
Monozyten 108
Morbus Hodgkin 83
Morgagni, Giovanni Baptista 63
Morphologische Pathologie 14
Mortalitätsstatistiken 90
Mukoviszidose 160
Mumifikation 70
Muskelstarre 51
Mutagene 158
Mutationen 94, 97 f., 157 f., 171
Mykoplasmen 162 f.
Myokardinfarkt 46, 48, 70
Myome 81

N

Nachweis von Antikörpern 23
Nachweis von Krankheitserregern 22 f.
Nah-Tod-Erlebnisse 42 ff.
Narbe 126
Narbenbildung 70, 117, 119
Narbengewebe 118, 119
Narben-Keloid 119
Narbenkontrakturen 122
Narbenneurome 122
Nasenbluten 142
Natürlicher Tod, Unterteilung 47
Naturphilosophie, griechische 60
Neelsen, Karl Adolf 22
Nekrose 69 ff., 88, 113, 139 f.
Nekrosen im Wundbereich 121
Nekrotisierende Entzündungsformen 114
Neoplasma 79 ff.
Nervenheilung 120
Neurinome 84
Neurofibrome 84
Neurome 84
Nierenkarzinom 92
Nierenversagen 46
Non-Hodgkin-Lymphome 83, 104
Normergie 148
Noxen 67, 97, 99
Nysten'sche Regel 53

O

Obduktion 16, 23 ff., 63, 89
Obduktionen zu Lehrzwecken 30
Obduktionen, Häufigkeit 26
Ödem 71, 130 ff.
Onkogen 98
Onkogene Ernährungsfaktoren 102
Onkogene Viren 97 f., 100, 104
Onkologie 80
Operation 16 f., 20, 171
Opportunisten 152
Orale Kontrazeptiva 102
Organ 66
Organdurchblutung, gestörte 137
Organentnahme 34, 42
Organisation 112, 134
Organparenchym 67
Organspender 42
Organstroma 67
Organsystem 66 f.
Organtransplantation 35
Organverfettung 68
Organverkleinerung 73 f.

Osler, Sir William 145
Östrogene 102
Out-of-body-Erlebnis 43 f.

P
Palmare Fibromatose 127
Pankreaskarzinom 92
Papanicolaou, George 21
PAP-Befund 22
Papillom 81 f.
Paracelsus 62
Paradoxe Embolie 135
Paraffinschnittuntersuchung 18 f.
Paraneoplastisches Syndrom 83, 87 f.
Parasiten 106
Parenchym 67
Parenchymatrophien 139
Parenchymzellen 67, 68, 83
Passive Immunisierung 148 f.
Pathobiologie der malignen Tumoren 96 ff.
Pathogenese 37
Pathologie 13 f.
Pathologie der Neoplasmen 84 ff.
Pathologie, allgemeine 14
Pathologie, Gliederung 13 f.
Pathologie, historische Entwicklung 59 ff.
Pathologisch-anatomische Diagnostik 25
Pathologische Anatomie 13 ff., 63
Pathologische Atrophie 75
Pathophysiologie 14
Patientenanwalt 22, 24
PCR 19
Perakute Abstoßung 150
Perakute Entzündung 110
Perakute Erkrankung 39
Peritonitis 113
Perniziöse Anämie 154
Petechien 141
Pflege, Definition 13
Pflegehinweise bei immunologischen Erkrankungen 155
Pflegehinweise bei Tumorpatienten 104
Pflegehinweise für Biopsie und Punktion 20
Pflegehinweise für den Umgang mit Sterbenden 45, 50
Pflegehinweise für Infektionskrankheiten 165
Phagozytose 108, 119, 164
Phänotyp 157
Phlebosklerose 126
Phlegmone 113
Physikalische Einwirkungen 67, 69
Physiologie 13, 63
Physiologische Atrophie 74
Pilze 162 f.
Plasma 112, 149
Pleuritis 115
Pneumonie 110, 115
Polyarthritis, chronische 110, 155
Polyglobulie 87
Polymerase chain reaction (PCR) 19
Polyp 81 f.
Postmortale Diagnostik 16, 23
Pott, Percival 101
Prädisposition, genetisch bedingte 93
Präinvasives Karzinom 86
Präkanzerose 81
Präoperative Biopsie 64
Primär-chronische Erkrankung 39
Primäre Immundefekte 151
Primäre Wundheilung 118
Privatobduktion 30
Probeexzision 17
Prognose 85
Proliferation 97, 108, 111
Proliferationsenthemmung 99
Proliferative Entzündungsformen 115
Prostatakarzinom 89, 92
Prothrombinmangel 144
Protozoen 162 f.
Pseudomembran 112
Pseudomembranös-fibrinöse Entzündung 112
Pseudomembranös-nekrotisierende Entzündung 112
Psychogen 38
Punktion 17, 21, 171
Punktionszytologie 21
Pus 112
Pyämie 164 f.

Q
Qualitätskontrolle 26
Qualitätssicherung 23

R
Reanimation 172
Reflexlosigkeit 42
Regeneration 70, 80, 117 ff.
Regionär 85

Rekanalisation 134
Renales Ödem 131
Rendu, Henri 145
Reparation 117 f., 126
Resektion 17
Resistenz 124, 163, 170
Restitutio ad integrum 117
Reversible Zellschädigungen 67
Rezidivierende Entzündung 110
Rezidivierende Erkrankung 39
Rickettsien 162 f.
Risikogruppen bei Neoplasmen 95
Risikogruppen für AIDS 153
Risikosituation einiger Neoplasmen 96
RNA 19
Rubor 107 f.
Ruhegewebe 73, 117

S

Sanitätspolizeiliche Obduktion 29
Sarkom 83
Sauerstoffmangel 67, 69
Sauerstoffmangel im Gehirn 44
Scheintod 54
Schicksal der Nekrose 70 f.
Schicksal eines Thrombus 133
Schilddrüsen-Karzinom, familiär auftretendes 101
Schnellschnitt 17 ff., 65
Schnittwunde 118
Schnupfen 111
Schock 137 f.
Schrauben 162
Schutz vor einer HIV-Infektion 153
Schweigepflicht 35 f.
Schwellung 79
Schwiele 126
Sektion 16, 23
Sekundär-chronische Erkrankung 39
Sekundäre Immundefekte 151
Sekundäre Wundheilung 119
Senkungsblutfülle 141
Sensibilisierung 148
Sepsis 110, 144, 164
Septikopyämie 165
Sequestration 70 f.
Serologie 172
Serologische Diagnostik 22 f.
Serombildung 122
Seröse Häute (Serosa) 112, 126
Seröse und katarrhalische Entzündung 111
Serum 111
Sichere Todeszeichen 51
Sklerodermie 155
Sklerose 126
Skrotalkarzinome 101
Sonnenbestrahlung (-exposition) 94, 103
Spezifische Entzündungen 116
Spezifische Granulome 115
Spontanatmung 42
Spontanmutationen 158
Stäbchen 162
Stadien des Schockgeschehens 137
Stagnationsthrombus 133
Stauungshyperämie 140
Stauungsinduration 126
Steinbildungen 128 f.
Stenosen 88
Sterben 41, 46
Sterbenstypen 48 f.
Steuerung des Entzündungsvorganges 109
Stillstand der Funktionen des Zentralnervensystems 51
Stillstand der Herz-Kreislauf-Funktion 51
Störungen der Zellteilung 77
Strahlenenergie 97 f., 100
Strahlenfibrose 126
Strahleninduzierte Tumoren 103
Stroma 81
Stützgewebe 71
Subakute Erkrankung 39
Sudden infant death syndrome (SIDS) 47
Suppression 98
Supressor-Gen 101
Symptomatologie 13

T

Temperamente, vier 62
Theophrastus Bombastus von Hohenheim (Paracelsus) 62
Therapeutische Entscheidungen 16
Therapie 13
Thromboembolie 134 f.
Thrombose 133 f.
Thromboseneigung 87
Thrombozytopathien 144
Thrombozytopenische Purpura Werlhof 144
Thyreoiditis Hashimoto 154 f.
T-Lymphozyten 149, 151 f., 152, 164
TNM-System 85

Tochtergeschwülste 86
Tod 41
Tod, Meldepflicht 31 f.
Todesbescheinigung (Totenbeschaubefund, Totenschein) 29
Todesfall, Anzeige 28
Todesfeststellung 51
Todesursachen 46 ff.
Todesursachen bei malignen Tumoren 88 f.
Todesursachenstatistik 26
Totalexzision 17
Totenbeschau 28 f.
Totenbeschauschein 26
Totenflecke 51 ff.
Totenkälte 51, 53
Totenruhe 31
Totenstarre 51, 53 f.
Toxinämie 165
Toxisches und entzündliches Ödem 131
Transbronchial 21
Transkutan 21
Transplantat-Abstoßung 150
Transplantation 42
Transrektal
Trauma 38
Trockener Brand 70
Tröpfcheninfektion 163
Tuberkulose 22, 70 f., 74, 110, 128
Tumor 65, 73, 75, 79 f., 107 f.
Tumoranämie 87
Tumordiagnostik 19, 21 f.
Tumoren des Deckepithels 81
Tumoren des Drüsenepithels 81 f.
Tumoren des Knochenmarks 84
Tumoren des lymphatischen Gewebes 83
Tumoren des Nervensystems 84
Tumoren des Pigment bildenden Gewebes 84
Tumor-Gen, Entstehung 98
Tumorinzindenz bei beiden Geschlechtern 94
Tumorkachexie 87, 89
Tumormetastasen 130
Tumor-Rezidiv 86
Tumorstadien 85
Tumorsuche, gezielte 87
Tumorsuche, klinische 88
Tumor-Suppressor-Gene 98, 101
Tunnel (-phänomen) 43, 45
Turner, Henry 159
Turner-Syndrom 159

U

Überwässerung 132
Ulkus 70 f.
Ulzeration 88
Umwelteinflüsse 93, 95
Unterkühlung 51, 53
Ursachen der erhöhten Tumorinzidenz im Alter 94
Ursachen einer Zellschädigung 67 f.
Ursachen von Mutationen 158
Ursachen von Nekrosen 69
Uteruskarzinom 92
UV-Strahlen 103

V

Vakatwucherung 74, 172
Vaskuläre Atrophie 74 f.
Vasokonstriktion 124
Vasopathien 145
Venöse Durchblutungsstörungen 140
Venöse Embolie 135
Venöse Hyperämie 140
Venöse Stauung 140
Verbrauchskoagulopathien 145
Verbrennung 111
Verbrennungsschock 138
Verdachtsdiagnose 168
Verfettung 68
Verfügungsrecht über den Leichnam 33
Verjauchende Entzündung 114
Verkalkung 71, 127
Verlauf von AIDS 152 f.
Verlaufsformen einer Fibrose 127
Vermehrung des Zellwachstums 76 f.
Verminderung des Zellwachstums 73 ff.
Verschluss von Hohlorganen 88 f.
Verwesung 69
Vesal, Andreas 63
Viren 69, 103, 162 f.
Virulenz 163
Vita reducta 41, 46
Vitamin-C-Mangel 123
Vulvakarzinome 104

W

Wahrscheinlichkeitsfaktor für die Entstehung maligner Neoplasmen 94
Wechselgewebe 73, 117
Werlhof, Paul 144

Widerspruch gegen die Organentnahme 34
World Health Organization (WHO) 37
Wunddehiszenz 121
Wundheilung 118 f.
Wundheilungsstörungen 123 f.
Wundinfektion 120 f.
Wundruptur 121
Wundschock 138

X

Xenotransplantat 150
XYY-Syndrom 159

Z

Zeichen des nahenden Todes 50
Zeitrafferphänomen 43
Zelle 66
Zellembolie 136
Zellen, immunkompetente 147
Zellformen 78
Zellkern 69, 78
Zellmauserung 66, 172
Zellproliferation 80, 99
Zellschädigungen 67 f.
Zellständige Antikörper 149
Zellstoffwechselstörungen 67 f.
Zelltod 69 ff.
Zellveränderungen 78
Zellvermehrung 73, 80
Zellwachstum 73
Zellwachstumsstörungen 77
Zervikalkarzinome 104
Ziehl, Franz 22
Ziehl-Neelsen Färbung 22
Zigarettenrauchen 101
Zinkmangel 124
Zirkulationsfaktor 133
Zirkulationsstillstand 42
Zweit-Tumoren 92 f.
Zyklische Infektionskrankheiten 165
Zyste 70
Zystische Fibrose 160
Zytodiagnostik 21, 65, 85
Zytokine 87, 109, 126
Zytologie 20 f., 172
Zytologische Diagnostik 16, 20 f., 78
Zytologische Präparate 22
Zytoplasma 69
Zytostatika 124, 173
Zytotoxische Zellen 149

Farbtafeln

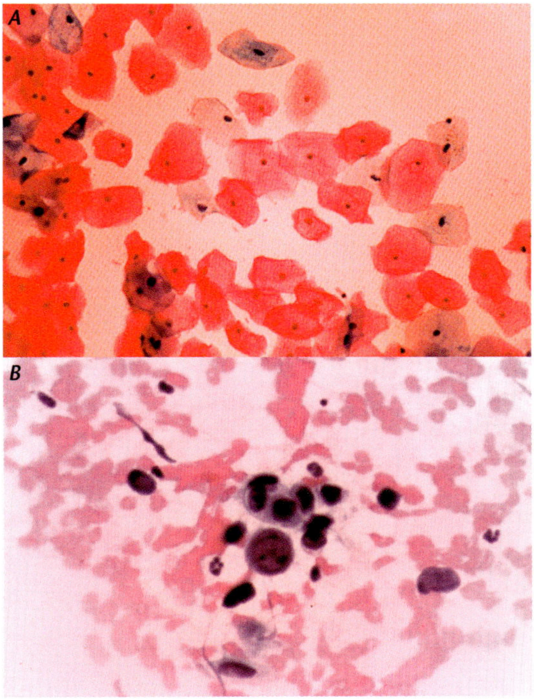

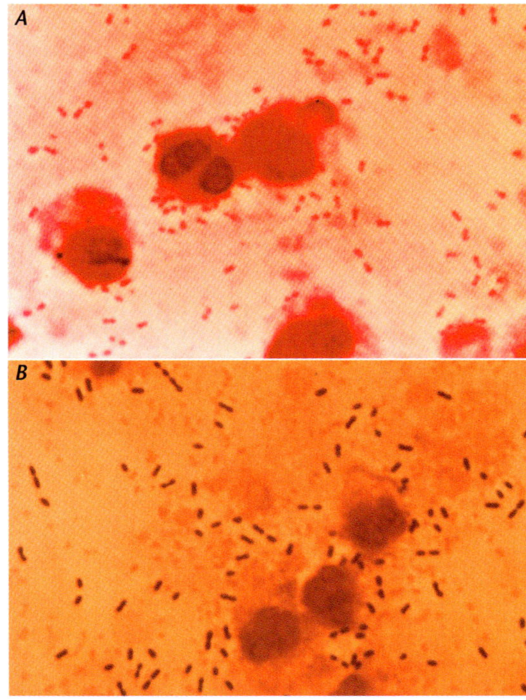

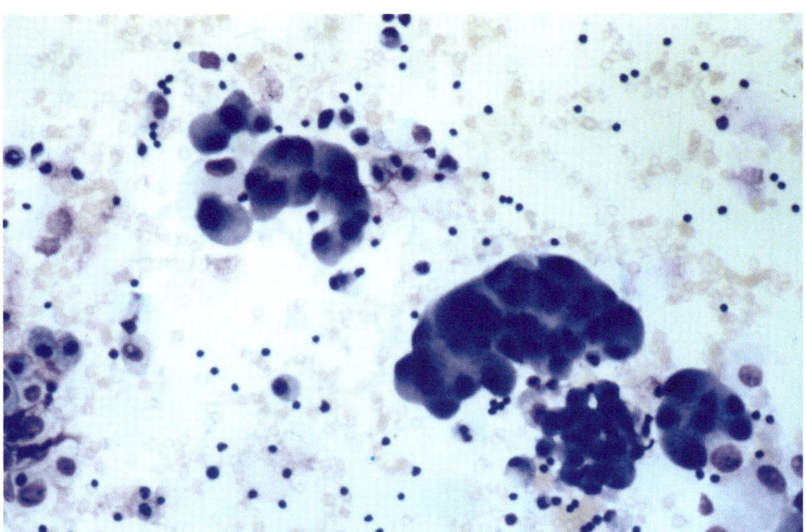

Tafel 1 *(oben links): Zellabstriche von der Portio des Uterus, gefärbt nach PAPANICOLAOU.*
A: normale Zellen der Portioschleimhaut. Befund = PAP I.
B: Zellen eines Karzinoms, daneben reichlich Blut. Befund = PAP V.

Tafel 2 *(links): Pleurapunktat. In dreidimensionalen Haufen gelagerte Karzinomzellen: Pleurametastasen.*

Tafel 3 *(oben rechts): Bakterien aus einem Mundhöhlenabstrich.*
A: GRAM-negative Kokken (rotgefärbt). B: GRAM-positive Kokken (schwarz).

Tafel 4 (rechts): Bakterienwachstum auf Blut-Agar-Nährboden. Es handelt sich um Kolonien von Staphylokokken, welche den Blutfarbstoff im Nährboden auflösen: Hämolyse.

Tafel 5 (unten): Die Totenflecke am Rücken fehlen an den Aufliegeflächen. Durch Fingerdruck wurde in der rechten Abbildung die „Wegdrückbarkeit" (Pfeil) demonstriert.

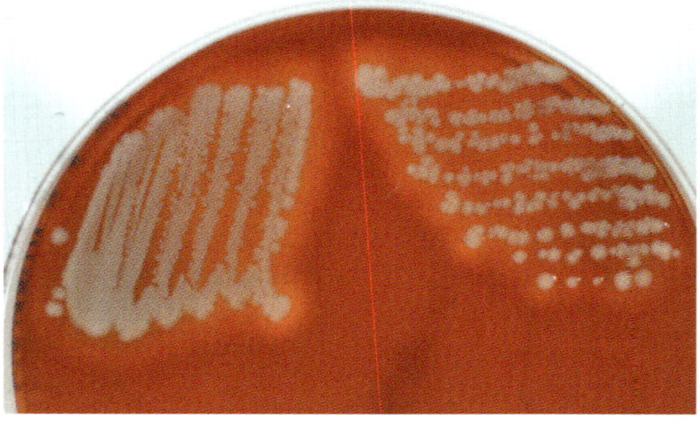

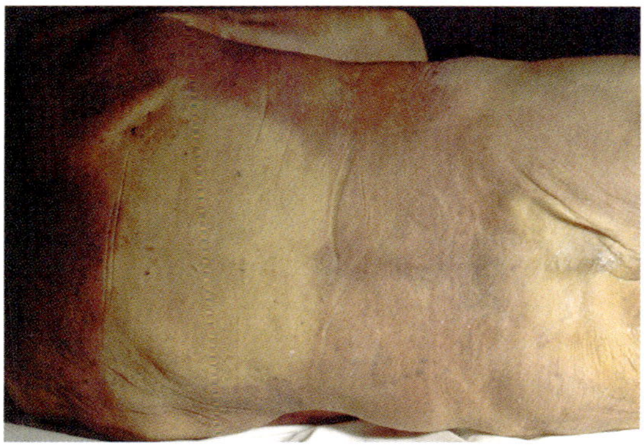

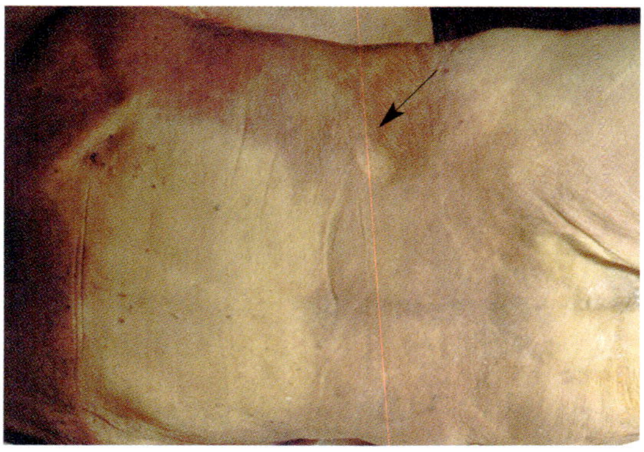

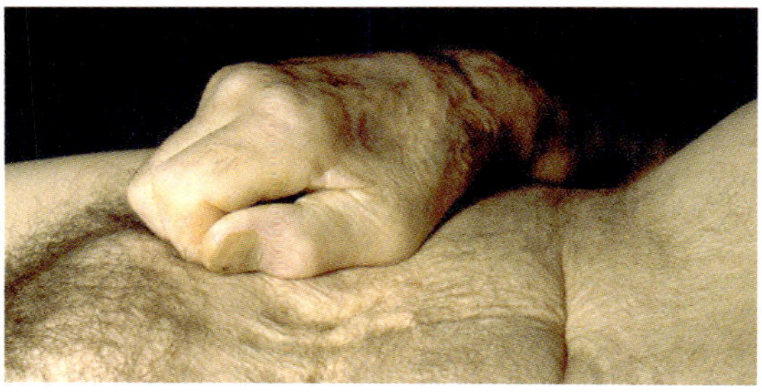

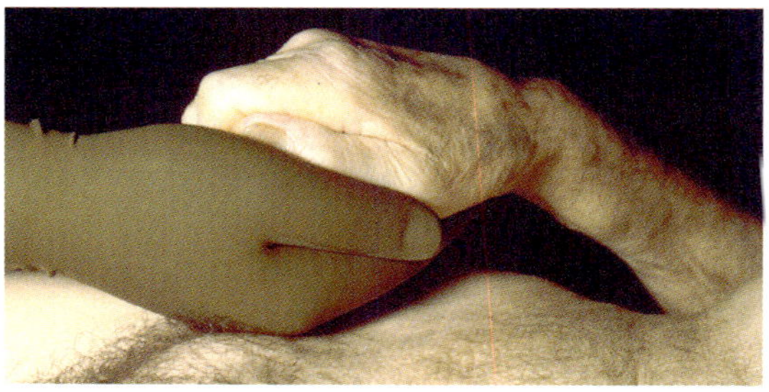

Tafel 6 (oben): Die Totenstarre fixiert die Fingergelenke in Beugestellung: Es ist unmöglich, der Leiche „die Hand zu schütteln".

Tafel 7 (rechts): Die Schnittfläche einer verfetteten Leber ist buttergelb, das Messer hat sich mit Fett beschlagen.

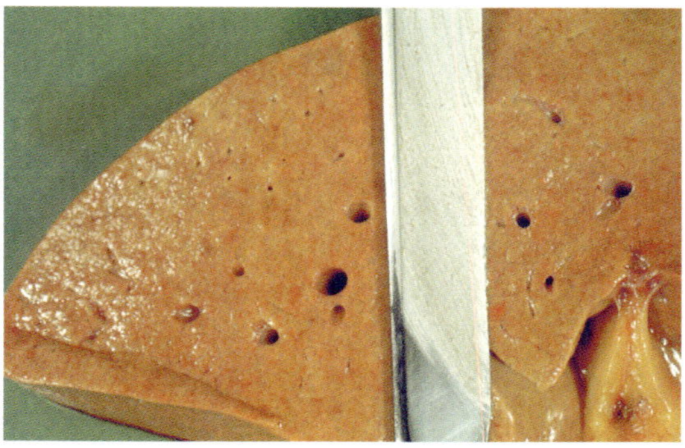

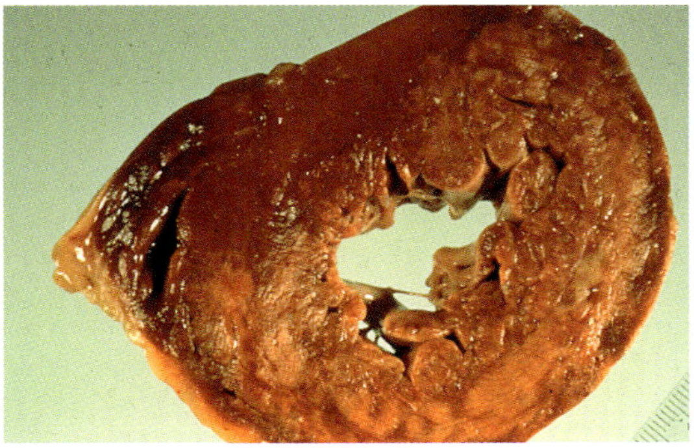

Tafel 8 (links): Myokardinfarkt mit gelblich verfärbter Nekrose (im Bild unten) an der Vorderwand der linken Herzkammer. Dargestellt ist ein Horizontalschnitt durch das Herz.

Tafel 9 (Mitte links): Gangrän der ersten und zweiten Zehe in Form von Mumifikation.

Tafel 10 (Mitte rechts): Dekubitalgeschwür über dem Kreuzbein, links auch im Bereich des Oberschenkelknochens.

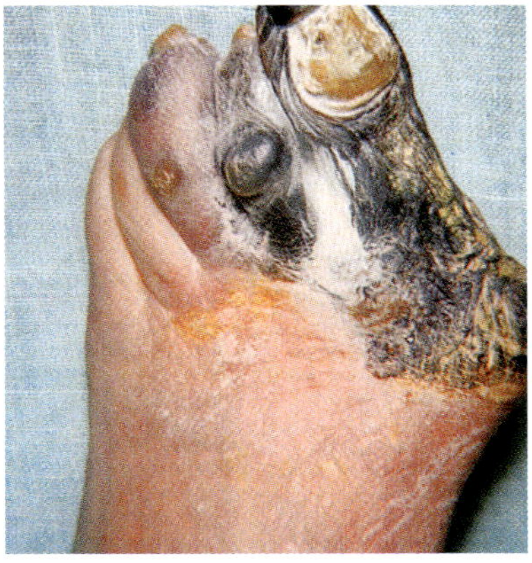

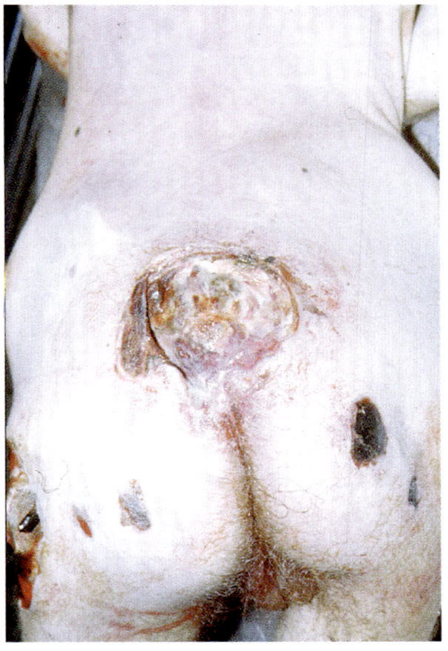

Tafel 11 (unten links): Weit fortgeschrittenes, nicht behandeltes Mammakarzinom. Große Areale der Brustkorbwand sind vom Tumor infiltriert, die Haut ist ulzeriert.

Tafel 12 (unten rechts): Acanthosis nigricans (Achselhöhle) als paraneoplastisches Syndrom.

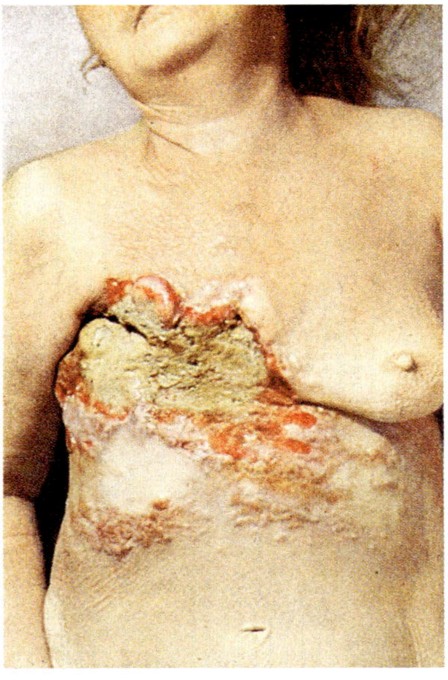

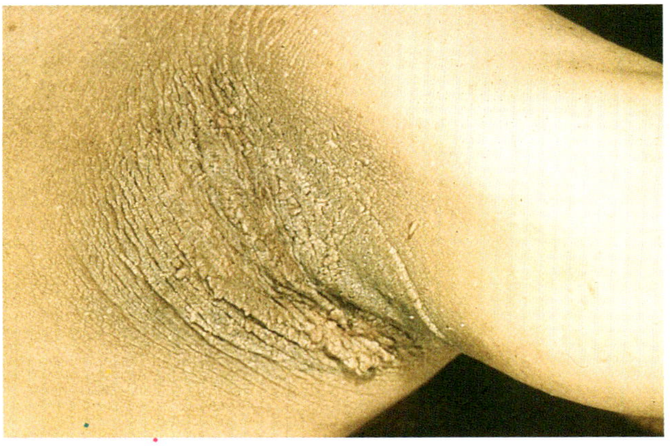

Tafel 13 (oben): Fibrinöse Perikarditis. Gelbe Fibrinauflagerungen bedecken das Herz.

Tafel 14 (Mitte): Eitrige Perikarditis: Im Herzbeutel befindet sich flüssiger Eiter.

Tafel 15 (unten links): Hämorrhagische Perikarditis. Das fibrinöse Exsudat enthält Erythrozyten und ist daher rot.

Tafel 16 (unten rechts): Abszess in den Weichteilen des Halses.

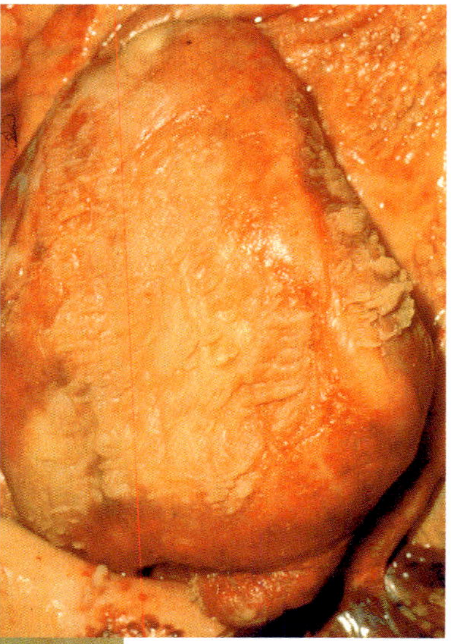

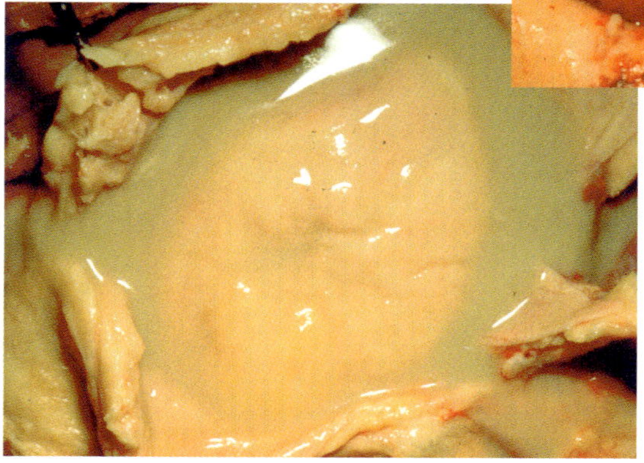

Seite 189:

Tafel 17 (oben links): Phlegmonöse Entzündung der Gesichtshaut.

Tafel 18 (oben rechts): Abscheidungsthrombus, an der Innenwand der Bauchaorta haftend. Charakteristisch ist die quere Riffelung der Oberfläche, hervorgerufen durch den pulsrhythmischen Blutstrom.

Tafel 19 (Mitte links): Hämorrhagische Infarzierung des Dünndarmes, die betroffenen Darmschlingen sind dunkelrot verfärbt.

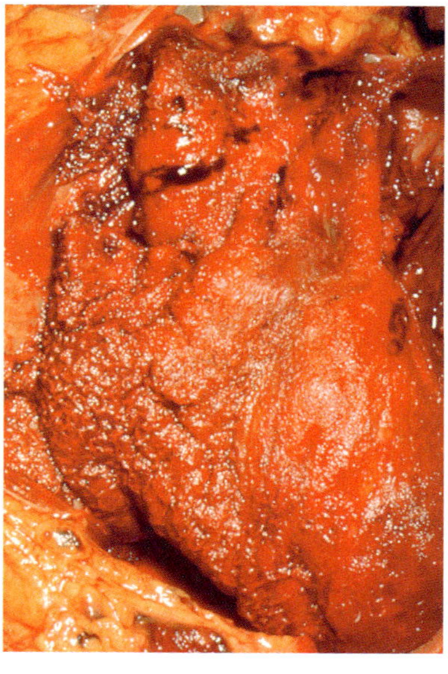

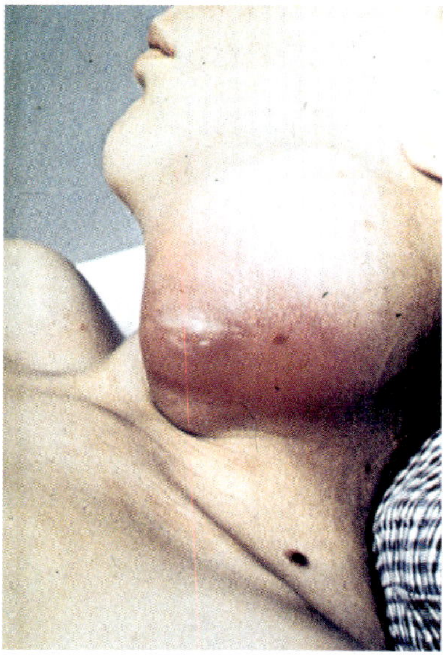

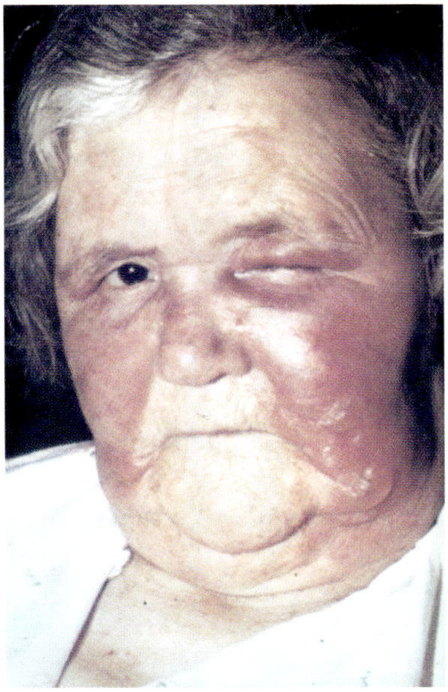

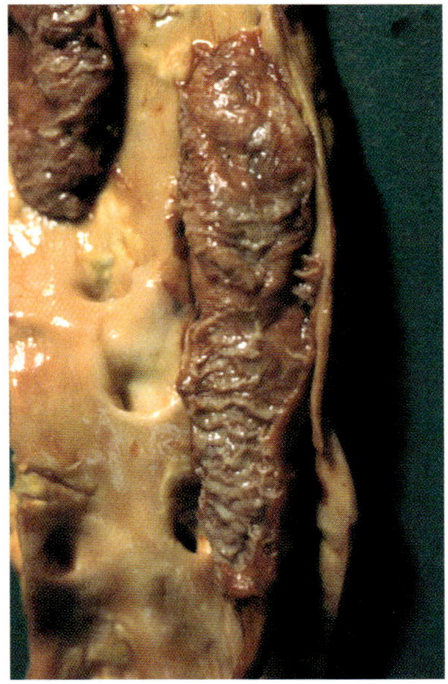

Tafel 20 *(Mitte rechts): Hirnmassenblutung mit einer blutgefüllten Höhle.*

Tafel 21 *(unten links): Magenblutung. Blutungsquelle war ein schlitzförmiges Schleimhautgeschwür, das geronnene Blut hat den gesamten Magen ausgefüllt.*

Tafel 22 *(unten rechts): WATERHOUSE-FRIDERICHSEN-Syndrom. Schwere hämorrhagische Diathese als Folge einer Sepsis mit Verbrauchskoagulopathie.*

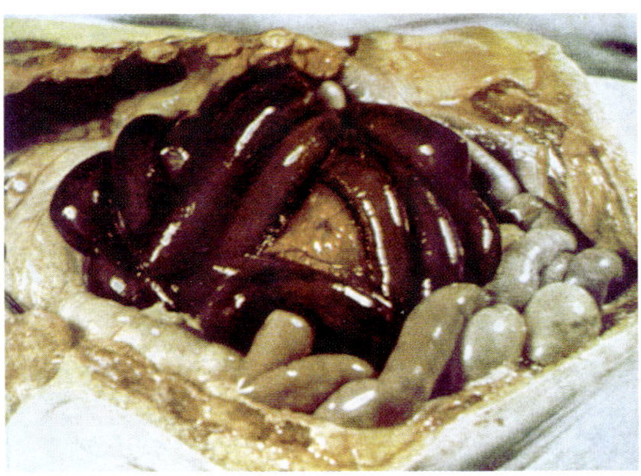

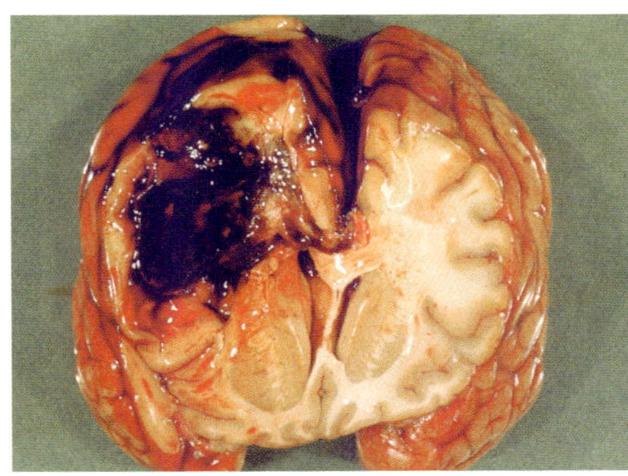

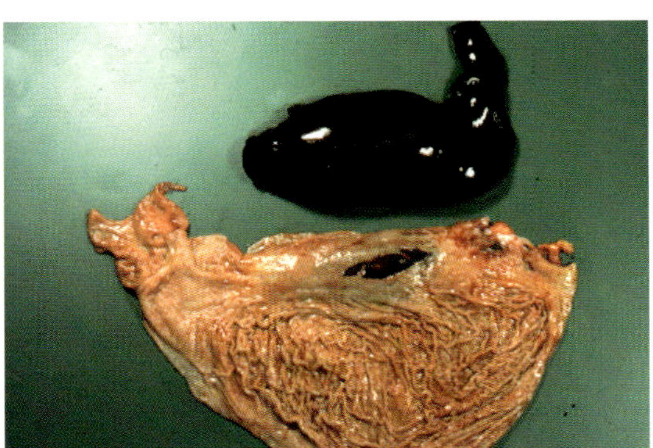

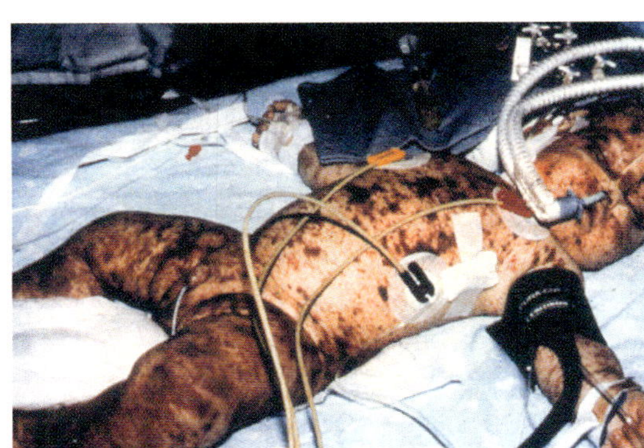

S. Pleschberger, K. Heimerl, M. Wild

Palliativpflege

Grundlagen für Praxis und Unterricht

Facultas 2002. 354 Seiten
ISBN 3-85076-548-2
EUR 31,–

Sterbende Menschen zu pflegen ist eine herausfordernde Aufgabe. Sie verlangt von den Pflegepersonen einerseits Fachwissen und spezifische Fertigkeiten, andererseits die Fähigkeit, sich auf PatientInnen und ihr pflegendes Umfeld einzulassen. Dieses Buch trägt beidem Rechnung. Es widmet sich Fragen wie: Welche Möglichkeiten der Schmerzbekämpfung gibt es? Wie kann ich auf spirituelle Bedürfnisse eingehen? Was ist zu tun, wenn jemand verstorben ist? ... Ausgehend vom interdisziplinären Konzept „Palliative Care", trägt der Band Grundwissen für die Palliativpflege zusammen, erläutert es in Form zahlreicher Fallbeispiele und stellt Anregungen für den Pflegeunterricht bereit.

Herlinde Steinbach

Gesundheitsförderung

Ein Lehrbuch für die Pflege- und Gesundheitsberufe

Facultas 2003. ca. 180 Seiten
ISBN 3-85076-625-X
ca. EUR 21,90
Erscheint im Oktober

Das erste österreichische Lehrbuch zur Gesundheitsförderung!

Dieses Lehrbuch ist eigens für die Anforderungen des Curriculums verfasst. Definitionen wissenschaftlicher Grundbegriffe wie Gesundheit, Krankheit, Prävention oder Public Health führen die LeserInnen in die Materie ein. Anschließend befasst sich die Darstellung mit Konzepten der Gesundheitsförderung aus subjektiver, wissenschaftlicher und gesundheitspolitischer Sicht. Auf dieser Grundlage nimmt die Autorin schließlich eine Standortbestimmung der Gesundheitsförderung innerhalb der Pflege vor und erörtert die Möglichkeit einer sinnvollen Implementierung in den Pflegeprozess. In Form von Exkursen werden Themen wie Transkulturelle Gesundheit oder das Verständnis des Beratungsgesprächs als Beziehungsprozess diskutiert. Der Text ist schülergerecht aufbereitet, durchgehend didaktisiert und in bewährter Weise mit farbigen Hervorhebungen, Lernzielvorgaben, Fragen und Übungsbeispielen versehen.